Azúcar y edulcorantes

¿Qué debo saber?

Azúcar y edulcorantes

¿Qué debo saber?

M.ª Teresa Macarulla[1,2,3,4]
Rafael Urrialde[4,5,6]
Iker Gómez-García[1]
Irene Besné-Eseverri[1,2]
Ivan Gomez-Lopez[1,2]
María P. Portillo[1,2,3,4]
Saioa Gómez-Zorita[1,2,3]

[1]Grupo Nutrición y Obesidad. Departamento de Farmacia y Ciencias de los Alimentos. Facultad de Farmacia. Universidad del País Vasco y Centro de Investigación Lucio Lascaray. Vitoria-Gasteiz.

[2]Ciber Fisiopatología de la Obesidad y Nutrición. Instituto de Salud Carlos III.

[3]Instituto de Investigación Sanitaria Bioaraba.

[4]Sociedad Española de Nutrición

[5]Departamento de Genética, Fisiología y Microbiología, Facultad de Ciencias Biológicas, Universidad Complutense de Madrid, 28040 Madrid, España.

[6]Real Academia Europea de Doctores.

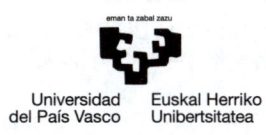

eman ta zabal zazu

Universidad del País Vasco   Euskal Herriko Unibertsitatea

CIP. Biblioteca Universitaria

Azúcar y edulcorantes : ¿Qué debo saber? / M.ª Teresa Macarulla… [et al.]. –
[Leioa] : Universidad del País Vasco / Euskal Herriko Unibertsitatea, Argitalpen Zerbi-
tzua = Servicio Editorial, D.L. 2024. - 111 p.: il. gráf.; 21 cm.
Bibliografía: p. 103-111.
D.L.: BI 00058-2024. – ISBN: 978-84-9082-206-7.

1. Azúcares en la alimentación humana.   2. Edulcorantes.   I. Macarulla, María Teresa,
coaut.

612.396
613.2

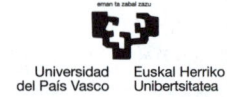
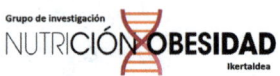

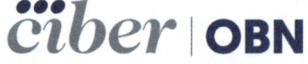

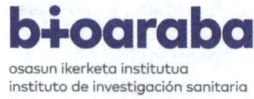
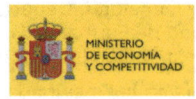

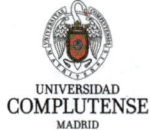
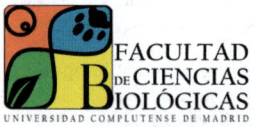
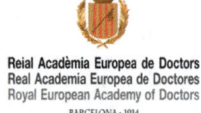

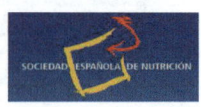

© Servicio Editorial de la Universidad del País Vasco
Euskal Herriko Unibertsitateko Argitalpen Zerbitzua

ISBN: 978-84-9082-206-7
Lege Gordailua/Depósito Legal: LG BI 00058-2024

Índice

Listado de abreviaturas

AESAN   Agencia Española de Seguridad Alimentaria y Nutrición
CE   Comisión Europea
EE.UU.   Estados Unidos
EFSA   Autoridad Europea para la Seguridad Alimentaria (por *European Food Safety Authority*)
FAO   Organización de las Naciones Unidas para la Agricultura y la Alimentación *(por Food and Agricultural Organization)*
FDA   Administración de Alimentos y Medicamentos de los Estados Unidos (por *Food and Drug Administration*)
GLUT (Nº)   Transportador de glucosa
IARC   Agencia Internacional para la Investigación del Cáncer (por *International Agency for Research on Cancer*)
IDA   Ingesta Diaria Admisible
IG   Índice glucémico
JECFA   Comité Mixto FAO/OMS de Expertos en Aditivos Alimentarios (por *Joint FAO/WHO Expert Committee on Food Additives*)
JMAF   Jarabe de maíz con alto contenido en fructosa
NHDC   Neohesperidina Dihidrocalcona
NOAEL   Nivel sin efecto adverso observado (por *No Observed Adverse Effect Level*)
OMS   Organización Mundial de la Salud
UE   Unión Europea

Glosario de términos y definiciones

Aditivo alimentario: toda sustancia que normalmente no se consuma como alimento en sí misma ni se use como ingrediente característico de los alimentos, tenga o no valor nutritivo, y cuya adición intencionada —con un propósito tecnológico— a un alimento durante su fabricación, transformación, preparación, tratamiento, envasado, transporte o almacenamiento tenga por efecto, o quepa razonablemente prever que tenga por efecto, que el propio aditivo o sus subproductos se conviertan directa o indirectamente en un componente del alimento.

Carcinógeno o cancerígeno: agente físico, químico o biológico potencialmente capaz de producir o de favorecer la aparición del cáncer.

Código Alimentario o *Codex Alimentarius*: conjunto de normas alimentarias internacionalmente adoptadas y establecidas por la Organización de las Naciones Unidas para la Agricultura y la Alimentación (FAO)/Organización Mundial de la Salud (OMS).

Código E: los códigos E («E» por «Europa») son un sistema de identificación para los aditivos alimentarios (naturales o sintéticos) bajo el Reglamento (UE) 1333/2008[(2)] aprobados por la Autoridad

Europea de Seguridad Alimentaria (EFSA) y aprobados y autorizados mediante Reglamento publicado en el Diario Oficial de la Unión Europea por el Consejo de la Unión Europea, Parlamento Europeo y Comisión Europea (CE).

Fenilcetonuria: enfermedad metabólica congénita hereditaria por la que quienes la padecen no pueden metabolizar adecuadamente la fenilalanina, que se acumula hasta niveles tóxicos para el Sistema Nervioso Central.

Genotóxico: agente físico o químico capaz de alterar la información genética celular, que se encuentra en el ADN.

Índice Glucémico (IG): incremento de la concentración de la glucosa en sangre tras la ingestión de la cantidad de un determinado alimento que contiene 100 g de hidratos de carbono.

Ingesta Diaria Admisible (IDA): estimación de la cantidad de una sustancia que puede consumirse diariamente sin que sea un riesgo para la salud. Unidades reflejadas en miligramos permitidos al día por kilogramo de peso corporal (mg/kg de peso/día).

Ingrediente: cualquier sustancia o producto, incluidos los aromas, los aditivos y los enzimas alimentarios, que se utilice en la elaboración de un alimento, y que siga estando presente en el producto final.

Microbiota intestinal: microbios simbióticos que se localizan de manera normal en el intestino y que, en algunos casos, realizan funciones específicas.

Novel foods **(nuevos alimentos):** alimentos o ingredientes alimentarios que no hayan sido utilizados en una medida importante para el consumo humano en la Unión Europea antes del 15 de mayo de 1997. Así, se van realizando nuevas solicitudes que son evaluadas bajo el Reglamento (UE) 2015/2283[1] y se autoriza o deniega la comercialización de ese alimento o ingrediente, de tal forma que el listado cada vez es mayor.

Poder endulzante: valor relativo que mide la capacidad de una sustancia de provocar sabor dulce en relación con el dulzor del azúcar blanco (sacarosa) en condiciones normalizadas.

Teratógeno: agente físico, químico o biológico que tiene el potencial de interrumpir el crecimiento y desarrollo normal del feto durante el embarazo, provocando malformaciones congénitas o defectos de nacimiento.

Tirosinemia: enfermedad metabólica congénita hereditaria por la que quienes la padecen no pueden metabolizar adecuadamente la tirosina, convirtiéndola en metabolitos tóxicos que pueden ocasionar discapacidad intelectual, enfermedad hepática, renal y miocárdica, hipoglucemia, neuropatía periférica, etc.

Introducción

El sabor dulce es uno de los sabores primarios más aceptados a nivel global, ya que está relacionado con el placer y tiene connotaciones positivas sobre nosotros. Por ello, muchas veces se abusa de él. Todos conocemos al «azúcar de mesa» o «azúcar común», que es la *sacarosa*. Es el principal ingrediente endulzante que tenemos en casa, aunque también puede usarse con otros fines. Por ejemplo, puede emplearse como conservante, para aportar textura y volumen, como corrector de acidez... Ejemplo de ello es que, cuando añadimos azúcar al café, buscamos potenciar el sabor dulce y enmascarar el amargo. Son bien conocidos los problemas que acarrea su alto consumo, tales como sobrepeso y obesidad, diabetes, concentraciones elevadas de lípidos en sangre, etc., pero aun así es difícil eliminarlo por completo de nuestra dieta debido al «placer» que nos genera.

Precisamente por esos problemas, la industria alimentaria ha tenido que buscar compuestos o ingredientes que tengan, si no el mismo efecto endulzante que tiene el azúcar, sí uno muy parecido, pero evitando o reduciendo los efectos negativos que tiene el elevado consumo de éste sobre nuestra salud. De ahí surgieron los edulcorantes, unos aditivos que pueden ser sustancias naturales o sintéticas que tienen el efecto de edulcorar (endulzar) los alimentos, pero distintos del azúcar común.

Aunque el edulcorante más común es la sacarina (descubierto hace unos 150 años), hay bastantes compuestos, bien con calorías como los polioles o sin calorías como el resto, aprobados con fines endulzantes por los distintos países. Los edulcorantes son **aditivos alimentarios,** cuya seguridad ha sido aprobada por la Autoridad Europea para la Seguridad Alimentaria (EFSA) y, posteriormente aprobados y autorizados, a través de la legislación de derecho alimentario, que se publica en el Diario Oficial de la Unión Europea. Si estos no son autorizados y aprobados por el Consejo de la Unión Europea, Parlamento Europeo y Comisión Europea (CE) no se pueden utilizar en la Unión Europea (UE) ni en alimentos ni en bebidas. Estos aparecen en el Reglamento 1333/2008[2] de aditivos.

Como todos los aditivos, los edulcorantes tienen que ir incluidos en la lista de ingredientes del alimento[3], en orden decreciente de concentración cada uno de los edulcorantes (de mayor a menor contenido), ya sea con el nombre común en la lengua oficial del estado en el que se comercialice el alimento o bebida que los contenga (por ejemplo, sacarina) y/o haciendo referencia al código E correspondiente con el que se le identifica en la UE (por ejemplo, E 954). Aunque la EFSA revisa los datos científicos periódicamente, todos los edulcorantes, ¿realmente están libres de riesgos y son buenos sustitutos del azúcar? Hay un sinfín de ellos, pero ¿son todos iguales? ¿Se pueden usar en todos los casos y de la misma forma? No obstante, como ya se ha mencionado, aunque la EFSA hace la evaluación o determinación del riesgo (si es seguro o no), un edulcorante no se puede utilizar hasta que no lo aprueben las entidades responsables de la gestión del riesgo y siempre bajo las restricciones y condicionantes que recoja la normativa, como así ocurre.

Por tanto, el objetivo de esta guía es ayudar a entender y dar una visión amplia de los aditivos edulcorantes que, hasta el momento, podemos encontrar en los alimentos, y/o que podemos adquirir en las tiendas y adicionar nosotros a los alimentos.

Azúcares y endulzantes

Los azúcares, como la glucosa, la fructosa o la sacarosa, entre otros, son hidratos de carbono sencillos de sabor dulce. De ellos, el más común, y al que se le denomina **azúcar** por antonomasia, es la sacarosa, conocida a nivel de calle como «azúcar de mesa». Con este nombre se designa el producto obtenido industrialmente de la caña de azúcar *(«Saccharum officinarum»,* L.) o de la remolacha azucarera *(«Beta vulgaris»,* L., var. rapa) (figura 1).

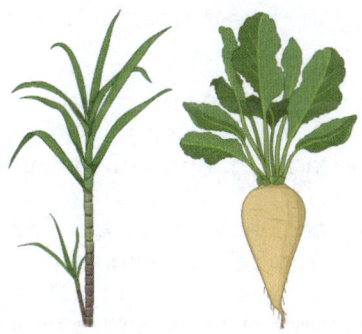

Figura 1.
Caña de azúcar (izquierda) y remolacha azucarera (derecha).

El azúcar puede ser refinado (azúcar blanco) o azúcar moreno. En su obtención, primero se extrae el jugo de la caña de azúcar o de la remolacha, que es rico en sacarosa, y a continuación ésta se separa mediante cristalización. Es decir, el agua se evapora y la sacarosa que compone el jugo se queda en forma de cristales. Junto con estos cristales también queda una fracción llamada melaza, formada por la sacarosa que no se ha llegado a cristalizar y se ha caramelizado (azúcar moreno). Para obtener el azúcar blanco, solo hay que separar los cristales de sacarosa de la melaza (figura 2). En el azúcar moreno no se lleva a cabo esta separación, por lo que adquiere un color marrón o tostado. En el azúcar blanco el 99,9 % es sacarosa, mientras que en el azúcar moreno, al igual que en la panela, puede oscilar entre el 85 % y el 95 %, dependiendo del contenido de azúcares reductores y del grado de humedad[4].

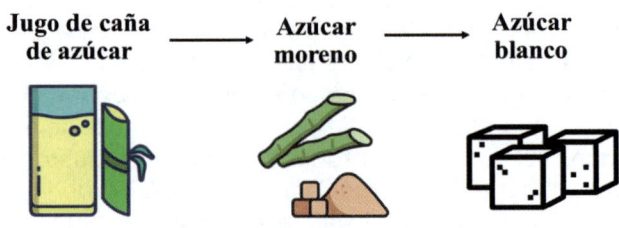

Figura 2.
Obtención del azúcar blanco.

El azúcar más consumido es el procedente de la caña de azúcar, mientras que el azúcar de remolacha supone el 20 % del azúcar producido. De este 20 %, aproximadamente la mitad proviene de la producción de la UE[5].

Como ya se ha mencionado, el azúcar de mesa, ya sea blanco o moreno, está formado principalmente por sacarosa y, por lo tanto, aporta casi 4 kcal/g (en concreto, 3,9 kcal/g). En el caso del azúcar blanco el porcentaje de sacarosa es ligeramente superior al del azúcar moreno, pero estas pequeñas diferencias son insignificantes y, por lo tanto, sus posibles efectos sobre la salud por el elevado consumo serán los mismos.

A la hora de endulzar los alimentos o las bebidas existen múltiples alternativas al azúcar, que buscan aportar menor contenido o nada de azúcar, pues uno de los graves problemas existentes en el ámbito dietético es el alto contenido de azúcar en muchos alimentos y bebidas, y su elevado consumo, tanto por cantidad como por frecuencia. Como curiosidad, en el año 2022 la EFSA publicó los datos referidos al consumo de azúcar en la UE, concluyendo que el mayor aporte de azúcares añadidos y libres en población menor de 18 años en la UE provenía de los lácteos azucarados[6].

A continuación, se describen algunos de los endulzantes que son considerados ingredientes y no aditivos tipo edulcorante.

En las estanterías de los supermercados y en los herbolarios podemos encontrar la **panela,** obtenida a partir del jugo de la caña de azúcar, que si sigue procesándose da lugar a **melaza** y al azúcar de caña. En definitiva, se trata de azúcar moreno más o menos refinado y, por lo tanto, no es ningún producto nuevo ni más saludable, por mucho que nos indiquen que tiene compuestos beneficiosos, ya que estos están en una proporción insignificante.

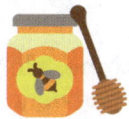 La **miel** es una sustancia natural dulce elaborada por las abejas (*«Apis mellifica»,* L., y otras especies), a partir del néctar de las flores y otras exudaciones de las plantas, sin adición alguna. La miel, independientemente de su procedencia, tiene un alto contenido de azúcares (esencialmente fructosa y glucosa) y un bajo contenido de agua. De hecho, la miel es el alimento concentrado en azúcares más consumido tradicionalmente por el ser humano desde la prehistoria.

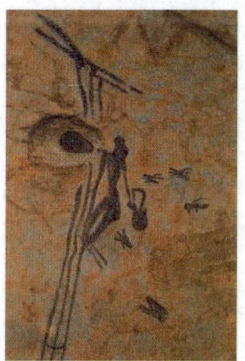

Figura 3.
Pintura rupestre de la Cueva de la Araña (Parque Cultural de Bicorp, Valencia), datada entre los años 9000-1400 a. C., donde se aprecia una figura humana recolectando miel.

La miel de flores tiene al menos 60 g de fructosa y glucosa por cada 100 g de producto, y el resto de mieles contienen al menos 45 g. El contenido en sacarosa suele ser inferior al 5 %, y su contenido en agua, en general, no suele ser mayor al 20 %. Además, puede contener en mayor o menor medida otros compuestos como vitaminas, minerales y antioxidantes[7, 8]. En definitiva, se trata de una mezcla de azúcares con agua que aporta unas 3,14 kcal/g.

El **sirope** o **jarabe** es el jugo que se obtiene de la savia de diversas plantas, generalmente del arce o del agave, aunque también se puede producir industrialmente a partir de almidón y convertir, más o menos, el 50 % de la glucosa en fructosa. El sirope es rico en glucosa y en ocasiones en fructosa y en azúcar invertido (azúcar desdoblado en sus dos componentes: glucosa y fructosa). Esta savia se «concentra» para que sea más dulce, por lo que tiene gran cantidad de azúcares. Hoy en día en el mercado podemos encontrar otros siropes como el de dátil y el de arroz, aunque, en estos casos, la composición, en porcentaje, es algo diferente: por ejemplo, en el caso del dátil, el jarabe suele estar formado por sacarosa, glucosa y fructosa (50 %, 25 % y 25 %, respectivamente).

En definitiva, todos estos productos (panela, miel, sirope, etc.) a los que se les atribuyen unos efectos supuestamente más beneficiosos (o menos perjudiciales) que al azúcar blanco, en realidad son muy similares a éste (ver Tabla 1), por lo que, al igual que si usáramos azúcar, cuanto menos se consuman mejor, especialmente en el caso de personas con alteraciones metabólicas como la diabetes mellitus.

La **fructosa,** que es un azúcar que se encuentra de forma natural en varios alimentos de origen vegetal, por ejemplo, en la miel, dátiles, frutas y verduras, requiere una mención especial. Aporta más dulzor que el azúcar blanco, ya que tiene un poder endulzante entre 1,5–1,7 frente al 1 de la sacarosa[10]. La adición de la fructosa a alimentos procesados comenzó a ser habitual a partir de 1970, con la producción del **jarabe de maíz de alta fructosa** (JMAF). El contenido en fructosa del JMAF puede ser hasta el 90 %, aunque, a estas proporciones, desde hace años no se utiliza por los efectos sobre la salud de la fructosa sola. Para la elaboración de alimentos procesados la proporción suele ser 55 % de fructosa y 45 %

de glucosa, aunque en España desde el año 2012 se ha eliminado casi totalmente en las bebidas azucaradas, habiendo sido reemplazado, cuando se usaba, por sacarosa. Los alimentos que contienen JMAF, como todos los azúcares que aparecen el listado de ingredientes, deben incluir la declaración «azúcares añadidos». Sin embargo, en Estados Unidos (EE.UU.), en Méjico, y en la UE todavía hay debate y no es obligatorio incluirla, aunque en el año 2020 científicos, académicos y técnicos solicitaron su incorporación en la información nutricional[11].

Tabla 1.
Contenido en agua e hidratos de carbono de los principales azúcares y mezclas de azúcares empleados por su poder endulzante.

	Tipo de azúcares y contenido	Contenido en agua
Azúcar refinado	≥ 99,9 % sacarosa	–
Azúcar blanco	≥ 99,7 % sacarosa	–
Azúcar moreno	≥ 85 % sacarosa	–
Melaza de remolacha	45–50 % sacarosa	15–25 %
Miel	≥ 70 % azúcares reductores* ≤ 3 % sacarosa ≤ 8 % dextrinas**	≤ 22,5 %
Jarabe de glucosa/ fructosa*	40–42 % glucosa 55–58 % fructosa	2 %
Jarabe de azúcar invertido	≥ 50 % azúcar invertido****	–

*Los azúcares reductores son azúcares que pueden interactuar con otras moléculas de los alimentos como los aminoácidos, pudiendo modificar su color y sabor. Son los monosacáridos (glucosa, fructosa…) y algunos disacáridos (no la sacarosa).
**Las dextrinas son moléculas de pequeño tamaño obtenidas por la hidrólisis del almidón, de forma natural o por acción industrial.
***Producido a partir de almidón de trigo o de maíz que se hidroliza (rompe) en moléculas de glucosa y posteriormente parte de la glucosa se transforma en fructosa[9].
****El azúcar invertido es sacarosa (azúcar común) que se ha desdoblado en sus dos componentes: glucosa y fructosa. Es un 30 % más dulce que el azúcar original.

El uso de la fructosa en la industria alimentaria fue motivado por tener un bajo coste de producción, una larga vida útil, mantener la hidratación de los productos de bollería industrial y tener un mayor poder endulzante que la mayoría de los azúcares[12]. Además, debido a que la fructosa en el organismo no requiere de secreción de la hormona insulina para ser metabolizada, y a que tampoco aumenta los niveles de glucosa en sangre (al contrario de lo que ocurre con la glucosa o la sacarosa)[13], se creyó durante muchos años que sustituir el azúcar por la fructosa podía ser adecuado para las personas con diabetes. Este fue otro de los argumentos por el cual la industria alimentaria aumentó el uso de la fructosa, a pesar de que, como explicaremos más adelante, no resulta ser realmente tan beneficiosa.

En EE.UU., dónde originalmente se empezó a utilizar el JMAF, los datos señalan que la ingesta anual promedio de JMAF por persona pasó a ser de 0,23 kg en el año 1970 a 28,4 kg en el año 2000, mientras que el consumo de azúcar (sacarosa) disminuyó levemente de 46,4 kg a 30,5 kg[14].

La **tagatosa** (E 963) es un monosacárido que se encuentra de manera natural, aunque en pequeñas cantidades, en los productos lácteos que hayan sufrido calentamiento. Industrialmente se obtiene a partir de la lactosa de la leche. La lactosa se hidroliza (rompe) dando lugar a glucosa y galactosa, que posteriormente se transforma en tagatosa[15, 16]. Además, también puede sintetizarse a partir de fuentes de origen vegetal para que pueda ser consumida por personas que no ingieren alimentos de origen animal[17]. Este endulzante fue autorizado como nuevo alimento *(novel food)* por la UE en 2017[1].

La tagatosa tiene un dulzor ligeramente inferior al de la sacarosa (90 %), y teóricamente produce 4 kcal/g pero, realmente, a nivel de metabolismo energético, la producción real es de 3 kcal/g (frente a las casi 4 kcal que aporta la sacarosa)[18]. Esto se debe se absorbe aproximadamente un 80 % de lo ingerido y se elimina en orina un 1–5 % de lo ingerido[19].

Tiene un índice glucémico (IG) de 3 (muy bajo), e incluso es más bien hipoglucemiante porque promueve que la glucosa sanguínea se almacene en forma de glucógeno en el músculo y en el hígado en vez de estar circulando en la sangre[19]. Por todo ello, se le considera apta para diabéticos.

A nivel bucodental, y a diferencia de la sacarosa, no produce desmineralización dental ni altera el pH, evitando así la erosión de los dientes[20].

Aunque normalmente se obtiene de la lactosa de la leche, si está bien purificada, también es apta para personas con intolerancia a la lactosa, así como para quienes padecen de intolerancia a la galactosa.

Otro de los atractivos de la tagatosa es que podría tener efecto prebiótico, tal y como lo sugieren los escasos estudios que se han llevado a cabo hoy en día, porque la porción no absorbida es aprovechada (fermentada) por la microbiota intestinal, lo que podría favorecer la proliferación de los microorganismos beneficiosos para nuestro organismo[21, 22]. No obstante, cabe señalar que hasta el momento no se ha realizado ningún ensayo clínico al respecto.

La tagatosa ha sido evaluada por la EFSA y aprobada y autorizada por la CE como *novel food* (nuevo alimento), y se declara en los productos alimenticios como ingrediente y no como aditivo.

Sin embargo, hay algunos aspectos problemáticos a considerar:

- En cantidades elevadas puede provocar molestias digestivas y efecto laxante.
- Es importante comprobar que la tagatosa sea pura, pues de lo contrario es probable que pueda estar mezclada con otros ingredientes (lactosa y/o galactosa) que pueden causar graves perjuicios a los individuos que padezcan sus respectivas intolerancias.
- No es apta para personas con intolerancia hereditaria a la fructosa porque utiliza la misma ruta metabólica que ésta.

Relación entre el consumo excesivo de azúcares y enfermedades de gran prevalencia

El uso de azúcares, en general, se relaciona con muchas enfermedades de gran prevalencia de nuestro país y otros países occidentales. Una de ellas es la obesidad: los azúcares (también la miel y los siropes), salvo que se ingieran unidos a la matriz alimentaria como ocurre en la fruta, aportan calorías vacías y, si se abusa de ellos, exceso de energía, por lo que aumentan el riesgo de padecer **sobrepeso y obesidad** y, por consiguiente, también de desarrollar otras patologías asociadas como son el **hígado graso**, la **diabetes mellitus tipo 2** y las **enfermedades cardiovasculares**.

En el caso del **hígado graso**, como se explicará posteriormente, es especialmente importante limitar el consumo de fructosa libre. Tradicionalmente se había considerado el consumo de fructosa como ventajoso frente al consumo de sacarosa, gracias a que su poder endulzante es superior y, aparentemente, generaba menos patologías que el azúcar de mesa común. No obstante, como veremos más adelante, esto no es correcto.

Por otro lado, los azúcares pueden ser fermentados por las bacterias de la boca favoreciendo la aparición de **caries dental**. De hecho, la Organización Mundial de la Salud (OMS) ha recomendado un consumo menor del 10 % (o mejor menor del 5 %) del aporte calórico total de la dieta, de azúcares libres con este fin[23]. De hecho, en las gomas de mascar (chicles) con xilitol como único endulzante, se permite una declaración de *propiedad saludable* sobre ayuda a la reducción de placa dental y aparición de caries dental[24]. Es decir, se permite que en el envase del chicle aparezca «Se ha demostrado que el chicle edulcorado con un 100 % de xilitol reduce la placa dental. Un alto contenido/nivel de placa dental es un factor de riesgo en el desarrollo de caries en los niños».

Fructosa e hígado graso

La ingesta excesiva de fructosa de forma crónica (no a través de los alimentos en los que se encuentra de forma natural, sino la que se adiciona) puede generar hígado graso (figura 4) ya que provoca la acumulación de triglicéridos[25, 26]. Es más, la fructosa genera más hígado graso que el azúcar común, siempre y cuando no se utilice en proporciones glucosa/fructosa 1/1, porque en este caso sería el mismo que la sacarosa (la sacarosa está formada por una molécula de glucosa y una molécula de fructosa). El hígado graso es una enfermedad que se caracteriza por una acumulación excesiva de grasa en esta víscera. Esta situación, en algunas personas, puede evolucionar a largo plazo hacia esteatohepatitis, cuando hay inflamación e inicio de fibrosis, y a situaciones de mayor riesgo como la cirrosis y el cáncer hepático, incluso sin ingesta de alcohol asociada.

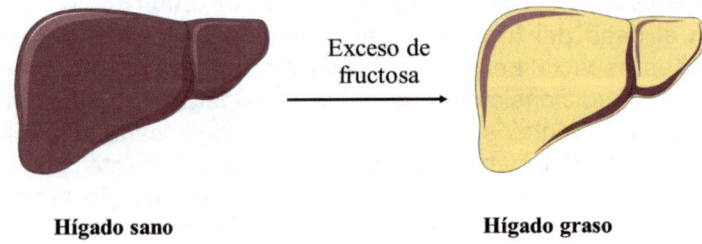

Exceso de fructosa

Hígado sano   Hígado graso

Figura 4.
Efecto del exceso de fructosa sobre el hígado.

Fructosa e hipertrigliceridemia

La fructosa, ingerida en grandes cantidades, eleva los niveles sanguíneos de triglicéridos, lo que, aunque habitualmente no produce síntomas, puede ocasionar graves patologías como enfermedades cardiovasculares.

El mecanismo es múltiple. Por una parte, la fructosa, que se degrada principalmente en el hígado, estimula de forma importante la síntesis de ácidos grasos en esta víscera. Además, la fructosa reduce la oxidación de los ácidos grasos en el hígado[27]. Esto se traduce en una gran disponibilidad de ácidos grasos para ensamblarse y formar triglicéridos, que son exportados desde el hígado hasta la sangre.

Intolerancia a la fructosa

De esta enfermedad existen dos versiones muy distintas y con unas consecuencias muy diferentes si se ingiere fructosa:

a) la causada por un déficit del transportador intestinal encargado de la absorción de la fructosa (e indirectamente del sorbitol), denominada *síndrome de malabsorción de fructosa*[28].

b) la originada por un error en su metabolismo, denominada *intolerancia hereditaria a la fructosa* o *fructosemia*.

El síndrome de malabsorción de fructosa, como su propio nombre indica, se caracteriza por una absorción incompleta de la fructosa en el intestino delgado, por lo que ésta continúa hacia el colon donde es fermentada por la microbiota (que son los microbios simbióticos que se encuentran de manera normal en el intestino), generando molestias a nivel gastrointestinal como distensión, dolor abdominal, diarrea o flatulencia excesiva. La intolerancia hereditaria a la fructosa es una enfermedad genética, autosómica y recesiva, debida una deficiencia en la actividad de uno de los principales enzimas involucrados en su metabolismo, la *aldolasa B* (fructosa 1,6-bifosfato aldolasa), y sus signos y síntomas son mucho más peligrosos: vómitos, convulsiones, lesiones hepáticas y renales, deterioro mental y, en casos muy graves, hasta coma y muerte.

El síndrome de malabsorción puede deberse a causas primarias, como es el déficit o mal funcionamiento del transportador mediante el cual la fructosa se absorbe en el intestino, o secundarias, como puede ser un daño intestinal, el consumo de algunos fármacos o algunas enfermedades. A diferencia de las primarias, las secundarias pueden ser transitorias, puesto que desaparecen una vez resuelta la causa que las genera.

Este problema fisiológico ha llevado, desde hace muchos años, a solicitar la inclusión de la fructosa (y también el sorbitol) en la lista de los 14 alérgenos que deben aparecer en la lista de ingredientes de los alimentos y bebidas[3].

Para entender mejor esta patología, es importante conocer cómo se absorbe la fructosa, es decir, cómo pasa del intestino delgado a la sangre. Los dos transportadores principales encargados de realizar esta función se llaman GLUT2 y GLUT5. En primer lugar, la fructosa una vez en el intestino delgado pasa de la luz intestinal al interior de la célula intestinal o enterocito a través del transportador GLUT5[29], pero lo hace muy lentamente, por lo que si hay mucha fructosa este transportador se satura y gran parte de la fructosa no puede entrar al enterocito. La fructosa que está en el interior de la célula intestinal (la que ha pasado a través del GLUT5) sale del enterocito hacia la sangre a través del transportador GLUT2, que no funciona bien si no transporta a la vez glucosa, por lo que es importante que haya glucosa dentro de la célula (figura 5)[30]. Por eso, la ingesta simultánea de glucosa podría mejorar la absorción de fructosa.

Cuando existe un síndrome de malabsorción, la fructosa que no se ha podido absorber continúa hacia el intestino grueso arrastrando consigo agua, lo que puede generar diarrea. Además, esta fructosa puede ser fermentada por la microbiota del colon generando gases (hidrógeno, dióxido de carbono y metano).

Las personas con cualquiera de los dos tipos de intolerancia a la fructosa (e indirectamente al sorbitol) deben restringir, e incluso eliminar, el consumo de este azúcar, no sólo el que se adiciona a los alimentos y bebidas con el fin de endulzar, sino también el que se encuentra de forma natural en los alimentos. La tolerancia a mayor o menor cantidad de fructosa (y sorbitol), es bastante individual, pues depende del tipo de intolerancia y del grado de la misma (salvo en intolerancias severas se considera que menos de 1,5 g/día se suele tolerar). Por ejemplo, las personas con intolerancia hereditaria a la fructosa deben evitar completamente su ingesta, sin embargo, las personas con síndrome de malabsorción, sólo tienen que evitar o limitar la ingesta de alimentos que contengan altas cantidades de este azúcar y reducir en mayor o menor medida la ingesta de aquellos que tengan cierta cantidad de fructosa.

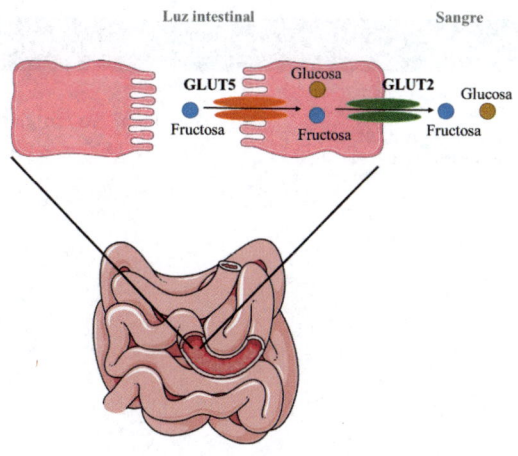

Figura 5.
Absorción de la fructosa.

La fructosa se encuentra en muchas frutas y verduras en cantidades variables (*ver* Tabla 2). También se encuentra en el azúcar de mesa (recordemos que la sacarosa está formada por fructosa y glucosa), en la miel, en los jarabes, etc. Además de limitar los alimentos ricos en fructosa, también se deben limitar aquellos ricos en sorbitol (ver *Intolerancia al sorbitol*). Como se ha citado anteriormente, no se debe ingerir azúcar (sacarosa), ningún polialcohol (excepto eritritol y xilitol), tagatosa y algunos jarabes de maíz. Hay dudas con respecto al consumo de inulina y maltitol.

Por otro lado, es importante la lectura de las etiquetas de los alimentos con el fin de detectar la presencia de estos ingredientes entre sus componentes. Dado que esta guía se centra en los edulcorantes, la información a este respecto que se aporta es reducida, por lo que aquellas personas con problemas de absorción o de metabolismo de fructosa (y/o sorbitol) deben consultar con un profesional sanitario.

Tabla 2.
Frutas y verduras ricas y pobres en fructosa[31].

Alto contenido en fructosa	Bajo contenido en fructosa
Uva, grosella, arándano, pera, cereza, manzana, ciruela, kiwi, higo, cebolla, zanahoria, calabaza	Brócoli, coliflor, ajo, col rizada o kale, manzana, lechuga, aguacate

Justificación de la sustitución de azúcares por edulcorantes

Ante la problemática que supone el consumo en exceso de azúcares añadidos, así como de libres (no unidos a otros componentes del alimento como la fibra, por lo que se absorben muy rápido, aumentando así más los niveles de glucosa en sangre), sobre el incremento de enfermedades crónicas de gran prevalencia, como la obesidad o la diabetes mellitus tipo 2, a lo largo de los años se han ido buscando alternativas. Los edulcorantes surgieron hace unos 150 años, como alternativa más barata al azúcar, tanto por el coste de distribución como por el de producción y uso, como es el caso de la sacarina, el ciclamato sódico o el aspartamo. A raíz de los problemas de sobrepeso, sobre todo a nivel estético, en los años 70–80 del siglo pasado los edulcorantes se empezaron a incorporar a los alimentos y bebidas de una forma más generalizada, especialmente cuando se empezó a relacionar los problemas de obesidad con otras patologías no transmisibles (diabetes, etc.).

En el campo de los edulcorantes, generalmente se busca que éstos tengan un sabor similar al del azúcar. Algunos de ellos se encuentran de forma natural en los alimentos y simplemente han sido descubiertos y aislados, en cambio, otros se han sintetizado químicamente para su posterior empleo. En concreto, en la UE son 19 los edulcorantes autorizados (ver Tabla 4), y generalmente se emplean combinando distintos tipos entre sí, de tal modo que se puedan usar en pequeñas cantidades. Así, se evita el regusto amargo y/o metálico que dejan muchos de ellos cuando se emplean a dosis elevadas.

Por lo tanto, como podemos imaginar, los edulcorantes aportan menos calorías que los azúcares; incluso algunos de ellos son acalóricos, lo que resulta de interés para la industria alimentaria debido a la expansión actual de alimentos y bebidas bajos en calorías de sabor dulce. Por otro lado, algunos son adecuados para personas con diabetes, o no producen caries. No obstante, tienen el peligro de generar la creencia de que todos los alimentos a los que se ha adicionado el edulcorante son saludables, y no siempre lo son.

Clasificación de los azúcares y edulcorantes

Existen diferentes maneras de clasificar los ingredientes que tienen función edulcorante. Las más comunes son:

1) Por su **clasificación legal**: azúcares (monosacáridos y disacáridos), que aparecen nominados en los productos alimenticios como *ingredientes*, y edulcorantes, que aparecen como *aditivos.*

2) Por su **origen**: naturales y artificiales (ya sean sintéticos o semi-sintéticos).

3) Por su **composición química**: hidratos de carbono, alcoholes polihídricos o polialcoholes, glucósidos, proteósidos y otros.

4) Por su **aporte energético**: calóricos (nutritivos) y bajos en o sin calorías (no nutritivos).

5) Por su **poder endulzante**: intensivos y no intensivos.

6) Por su **Índice Glucémico (IG)**: con IG alto, medio, bajo y nulo.

Los **azúcares naturales** (los que se encuentran de forma natural en los alimentos), son de 3 tipos:

a) Monosacáridos: glucosa, fructosa, galactosa, tagatosa.

b) Disacáridos: sacarosa, lactosa, maltosa, trehalosa, isomaltulosa, sucromaltosa.

c) Trisacáridos: maltotriosa, manotriosa, rafinosa, estaquiosa y verbascosa.

Además de éstos, encontramos los **derivados de los azúcares naturales**:

a) Productos que provienen del almidón: glucosa, jarabe de glucosa/fructosa, isoglucosa.
b) Productos que provienen de la sacarosa: azúcar invertido.
c) Polialcoholes o alcoholes polihídricos: sorbitol, manitol, xilitol, isomaltitol, maltitol, lactitol, jarabe de glucosa hidrogenado.
d) Neoazúcares: fructo-oligosacáridos.

Los edulcorantes **intensivos** o de alto poder endulzante, pueden ser:

a) **Químicos** (de síntesis o artificiales): aspartamo, acesulfamo K, sacarina, ciclamato, sucralosa, etc. Son sustancias no relacionadas químicamente con los azúcares, y que no aportan energía porque se usa una mínima cantidad y el aporte calórico es mínimo, o porque no son metabolizados.
b) **De origen vegetal**: taumatina, glucósidos de esteviol, monelina y glicirricina (no autorizados en la UE), etc.

Tabla 3.

Clasificación de algunos ingredientes y aditivos con poder endulzante aprobados en la UE.

Calóricos	Azúcares	Sacarosa, glucosa, fructosa, lactosa, maltosa, isomaltulosa, galactosa, trehalosa, tagatosa, sucromaltosa, dextrosa
	Mezclas de azúcares	Miel, jarabe de arce, azúcar de palma o de coco, jarabe de sorgo
	Azúcares modificados	JMAF, caramelo, azúcar invertido, jarabe de poliglicitol, polidextrosa
	Alcoholes del azúcar	Sorbitol, xilitol (azúcar de abedul), manitol, eritritol, maltitol, isomaltitol, lactitol
Acalóricos	Naturales	Glucósidos de esteviol, taumatina, neohesperidina dihidrocalcona (NHDC)
	Artificiales	Aspartamo, sucralosa, sacarina, neotamo, acesulfamo K, ciclamato, advantamo

Adaptada de Astiasarán I. & Martínez JA. (2000). *Alimentos: Composición y Propiedades*. Editorial McGraw-Hill Interamericana de España S.L. Madrid.
García-Almeida JM, Casado Fdez GM, García Alemán J. Una visión global y actual de los edulcorantes. Aspectos de regulación [A current and global review of sweeteners. Regulatory aspects]. Nutr Hosp. 2013 Jul;28 Suppl 4:17-31. Spanish. doi: 10.3305/nh.2013.28.sup4.6793. PMID: 23834089.

Todos los edulcorantes que la UE ha aprobado para su uso, y que, por lo tanto, se consideran seguros, tienen su propio código E, como aditivos aprobados a través del proceso de evaluación y revaluación de los mimos. Esta es la forma de reconocer algunos edulcorantes en las etiquetas de los alimentos (ver Tabla 4).

Tabla 4.
Listado de los aditivos edulcorantes actualmente aprobados en la UE para su uso en alimentos[2].

N° E	Nombre químico
E 420	Sorbitol
E 421	Manitol
E 950	Acesulfamo K
E 951	Aspartamo
E 952	Ciclamatos
E 953	Isomaltitol
E 954	Sacarina y sus sales
E 955	Sucralosa
E 957	Taumatina
E 959	Neohesperidina DC
E 960	Glucósidos de esteviol
E 961	Neotamo
E 962	Sal de aspartamo y acesulfamo
E 964	Jarabe de poliglicitol
E 965	Maltitoles
E 966	Lactitol
E 967	Xilitol
E 968	Eritritol
E 969	Advantamo

Edulcorantes autorizados por la Unión Europea

En la siguiente página se muestra un modelo de cómo serán las fichas técnicas de los distintos edulcorantes, con el fin de entender la simbología empleada en las mismas. Además, es importante al leer las fichas tener claro qué es y la importancia de la estabilidad térmica y de la solubilidad de los edulcorantes.

La **estabilidad térmica** es un factor muy importante a tener en cuenta a la hora de adicionar un edulcorante a un alimento que posteriormente va ser cocinado. La temperatura puede afectar a la estructura y a la propia composición del edulcorante, que puede perder su principal característica atribuida, el sabor dulce, o incluso puede descomponerse originado compuestos tóxicos y perjudiciales para la salud.

Por eso, es importante saber si el edulcorante que vamos a añadir, por ejemplo, a nuestro bizcocho, va soportar bien el horneado.

En cuanto a la **solubilidad**, esta se define como la capacidad que tiene un compuesto en disolverse en un disolvente (líquido). Hay compuestos que son solubles en agua, como podría ser la sal común, pero hay otros que, por su naturaleza, no son solubles en ella, como podría ser el aceite. Muy brevemente, hay compuestos que son solubles en disolventes polares como el agua, y otros compuestos que son solubles en disolventes apolares como el aceite, la grasa…

Este factor es importante ya que, por ejemplo, si utilizamos un edulcorante no soluble en agua en la preparación de una bebida con base acuosa (ej. un zumo), al no disolverse, precipitará y no conferirá el sabor dulce al alimento.

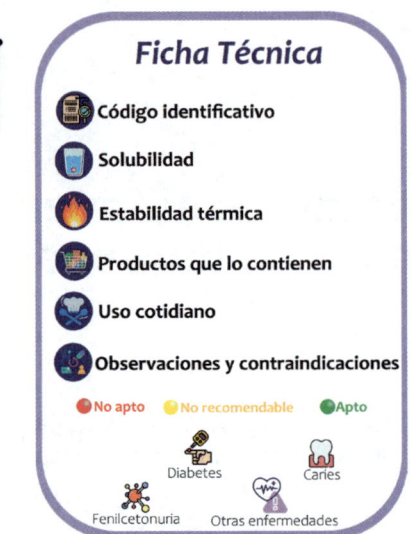

1. Polialcoholes

Los polialcoholes, también denominados *polioles*, *alcoholes polihídricos* o *azúcares alcohol,* son edulcorantes que derivan de los azúcares. Algunos de ellos están catalogados por su función de edulcorante, mientras que otros se catalogan más por otras de sus funciones (por ejemplo, el glicerol por su carácter estabilizante o humectante), y también hay polialcoholes que todavía están en revisión para su aprobación (como el curdlan). Algunos de ellos se encuentran de forma natural en una gran variedad frutas, verduras y hongos, aportándoles dulzor, o también como componentes en la savia de algunos árboles, como el xilitol en el abedul (muy usado durante la 2ª guerra mundial, y al que se le denomina como *azúcar de abedul)*.

A pesar de saberse desde hace muchos años que muchos de ellos están presentes de forma natural en algunos alimentos, la composición de los alimentos en cuanto a su contenido en polialcoholes no está caracterizada. Debido a su sabor dulce y a su reducido aporte calórico (en Europa se asume que aportan un promedio de 2,4 kcal/g frente a las 4 kcal/g de la sacarosa, con la excepción del eritritol que se considera que no aporta kcal)[3], cada vez se usan más en la industria alimentaria (chicles, galletas, bebidas energéticas, etc.) e incluso en los hogares como edulcorantes.

Una de las principales ventajas que presentan estos compuestos frente al azúcar común es que, como no se absorben totalmente, e incluso alguno de ellos apenas se metabolizan, aportan menos calorías que los monosacáridos. A diferencia del azúcar común, no producen caries, ya que los microorganismos de la boca no los fermentan. Además, no afectan mucho al metabolismo de la glucosa, ni aumentan mucho la insulina en sangre tras su ingesta[20].

Los polialcoholes, una vez absorbidos, generalmente son metabolizados en el hígado y/o se eliminan a través de la orina. Aquellas cantidades no absorbidas continúan por el intestino y, una vez en el colon, son fermentados por la microbiota, considerándoseles a veces como prebióticos[32], pudiendo producir gases y ácidos grasos de cadena corta (ácido butírico, ácido láctico, etc.) que son absorbidos. El metabolismo se comentará brevemente para cada uno de los polialcoholes de los que se tengan datos.

Cabe mencionar que si se consumen en grandes cantidades ejercen un efecto laxante, generando diarrea y produciendo malestar abdominal y gases (ver Tabla 5). Así mismo, parte de la población tiene problemas de intolerancia a algunos polialcoholes, por lo que su ingesta se debe limitar en este colectivo poblacional. Para estos casos, la propia legislación de información alimentaria facilitada al consumidor[3] recoge que cuando existen alimentos que contienen más de un 10 % de polialcoholes añadidos, se deberá indicar la siguiente mención en su etiquetado: «un consumo excesivo puede producir efectos laxantes».

En los últimos años se está analizando cada vez más el posible efecto, no solo de los edulcorantes, sino también del resto de aditivos e ingredientes alimentarios, sobre la microbiota del intestino y, generalmente, se les atribuye un efecto negativo sobre la misma, aunque también existen casos de efectos positivos. Ahora bien,

¿qué dice la evidencia científica? El número de artículos publicados hasta la fecha es insuficiente *in vitro,* y casi nulo *in vivo,* para poder realizar cualquier afirmación, más en personas sin alteraciones gastrointestinales (enfermedad celíaca, intolerancia al sorbitol, síndrome del intestino irritable, enfermedad de Crohn, etc.).

Tabla 5.
Cantidad máxima tolerable sin sintomatología gastrointestinal[33].

Nombre	Cantidad máxima tolerable sin sintomatología gastrointestinal (g/día)
Eritritol	En dosis superiores a cualquier otro
Lactitol	≥ 20
Maltitol	30–50
Manitol	10–20
Sorbitol	> 80
Xilitol	≥ 50

Entre los polialcoholes cabe citar sorbitol, maltitol, isomaltitol, xilitol, lactitol, manitol y eritritol, que se detallarán posteriormente. En la Tabla 6 se muestran algunas de las principales características de los polialcoholes. En la primera columna aparece el código E. En la segunda columna aparece su poder endulzante, es decir, su capacidad de aportar dulzor. Se puede observar cómo, en general, aportan un dulzor menor que el del azúcar (1), con la excepción del xilitol (0,9–1) y del maltitol (0,8–0,9), que tienen un poder endulzante similar[34, 35]. En la siguiente columna se incluye la energía que aporta cada gramo de polialcohol. A continuación, se incluye la respuesta glucémica, es decir, cuánto aumentan la glucosa en sangre tras su ingesta. Estos datos se comparan frente a lo que aumenta la glucemia con la ingesta de glucosa, que se considera el 100 %. Cuanto más bajo sea el valor, mejor para prevenir y tratar la diabetes y la resistencia a la insulina, ya que eso significa que incrementa menos la glucosa en sangre. En este sentido, se puede observar que todos ellos aumentan menos la glucemia que el azúcar común. Entre ellos el que más aumenta estos valores es el maltitol, y los que menos el manitol y el eritritol[36]. El grado de absorción, que también se puede observar en la tabla, es un dato relevante ya que cuanto más se absorba, menos llega al colon para ser fermentado y, por lo tanto, suele generar menos flatulencia, y además tienen un menor efecto laxante. Así, se puede observar que el eritritol se absorbe en un porcentaje alto mientras que el lactitol y el isomaltitol apenas se absorben[36].

Tabla 6.
Características de los polialcoholes y su comparación con el azúcar (sacarosa).

Nombre	Código E	Poder endulzante	Aporte energético (kcal/g)	Respuesta glucémica (% vs glucosa)	% de absorción
Azúcar	–	1	4,0	68	100
Sorbitol	E 420	0,5–0,7	2,4–3,3	9	25
Manitol	E 421	0,5–0,7	1,6–2,4	0	25
Isomaltitol	E 953	0,5	2,0–2,6	9	10
Maltitol	E 965	0,8–0,9	2,0–3,1	45	40
Xilitol	E 967	0,9–1	2,4–3,3	12	50
Lactitol	E 966	0,3–0,4	2,0–2,6	5	2
Eritritol	E 968	0,6–0,8	0–0,2	0	90

Actualmente, ni el Comité Mixto de la FAO/OMS de Expertos en Aditivos Alimentarios (JECFA) a nivel mundial ni la EFSA a nivel de la UE, han establecido una *Ingesta Diaria Admisible* (IDA) para los polialcoholes. La IDA se refiere al umbral de seguridad sobre el *Nivel sin Efecto Adverso Observado* (NOAEL, por *No Observed Adverse Effect Level)* que es la mayor cantidad de una sustancia en la que no se producen efectos adversos, lo que garantiza su seguridad. Para establecer la IDA, se divide entre 100 el nivel, de tal forma que tengamos un umbral de seguridad muy alto. En el caso de los polialcoholes, no por toxicología sino por su posible efecto laxante, no se les ha establecido una IDA, sino como recomendación de cantidad, de hecho, se indica que no se debe sobrepasar una ingesta de 50 g/día.

Sorbitol

El sorbitol es un edulcorante que se obtiene a partir de la glucosa o de la fructosa. Está presente de manera natural en ciertos alimentos de origen vegetal como las peras, las manzanas, los melocotones, las cerezas o el brócoli, entre otros[37]. Además, aunque su poder endulzante es menor que el del azúcar, se utiliza en la industria como sustituto de la misma. Por ejemplo, es relativamente común encontrarlo, en España según datos publicados en base a la declaración en páginas online de la distribución alimentaria, en cereales de desayuno, gominolas, chicles, repostería, salsas y comidas preparadas[38].

El sorbitol como tal se absorbe muy lentamente y en proporciones relativamente bajas en el intestino delgado, pero la mayoría de él se transforma en fructosa en el propio intestino, por lo que se absorbe como fructosa, y así es aprovechado por el organismo para servir de sustrato energético[39]. El escaso sorbitol que no es transformado ni absorbido estimula el peristaltismo intestinal (movimientos para hacer que lo que contenga el intestino avance) ya que tiene gran carga osmótica (capacidad para retener mucha agua), por lo que ejerce un efecto laxante. Aunque se sabe que es fermentado por la microbiota del colon, produciendo gases característicos de una elevada ingesta de este compuesto, sigue sin haber evidencia sobre los efectos del sorbitol en la microbiota intestinal. Como se ha indicado anteriormente, su

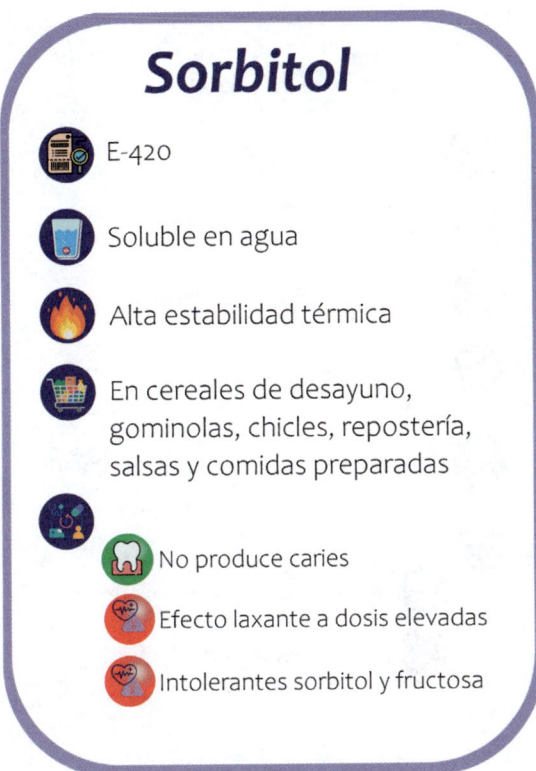

Sorbitol

- E-420
- Soluble en agua
- Alta estabilidad térmica
- En cereales de desayuno, gominolas, chicles, repostería, salsas y comidas preparadas
- No produce caries
- Efecto laxante a dosis elevadas
- Intolerantes sorbitol y fructosa

ingesta debe limitarse, o incluso eliminarse, no solo en pacientes con intolerancia al sorbitol, sino también en pacientes con intolerancia a la fructosa.

Manitol

El manitol deriva de la manosa y de la fructosa. Se encuentra presente de forma natural en algunos alimentos como el apio, la coliflor, los champiñones, el melocotón o la frambuesa[37]. Además, se usa, también en España, como edulcorante en productos como chicles, chocolates, caramelos y complementos alimenticios[38].

Aproximadamente el 40 % del manitol ingerido es absorbido, una pequeña parte (<10 %) se metaboliza en el hígado y el resto se

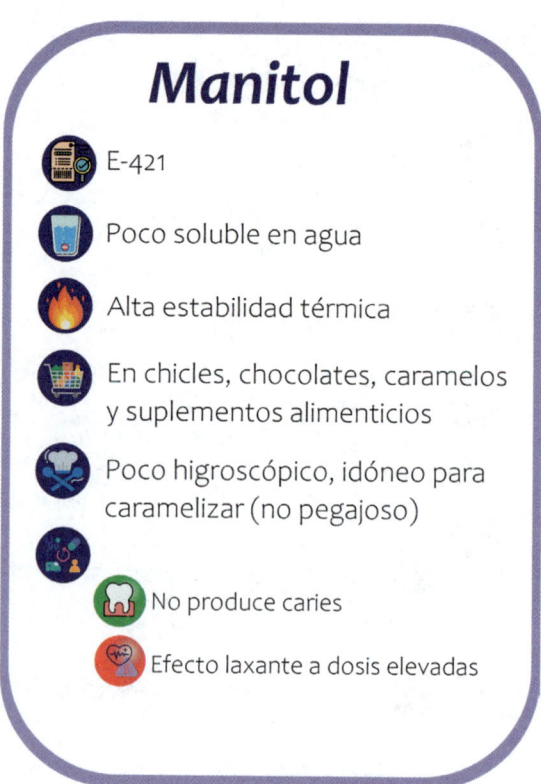

Manitol

- E-421
- Poco soluble en agua
- Alta estabilidad térmica
- En chicles, chocolates, caramelos y suplementos alimenticios
- Poco higroscópico, idóneo para caramelizar (no pegajoso)
- No produce caries
- Efecto laxante a dosis elevadas

elimina por riñón, donde tiene efectos diuréticos. Todavía no hay datos acerca de sus efectos sobre la microbiota intestinal y, a diferencia del sorbitol, en principio parece ser bien tolerado en pacientes con intolerancia a la fructosa.

Isomaltitol

El isomaltitol es un compuesto descubierto en la década de los 60. Se obtiene mediante hidrogenación de la isomaltosa, por lo que también se le denomina como *isomaltosa hidrogenada*. Al hidrolizarse (romperse) da lugar a glucosa (50 %), sorbitol (25 %) y manitol (25 %). Se suele emplear en la industria alimentaria española, en la elaboración de caramelos, chicles, chocolate, bebidas no alcohólicas, algunos lácteos, suplementos y salsas entre otros[38].

El isomaltitol apenas se digiere ni se absorbe en el intestino, por lo que la mayor parte de lo que se ingiere llega al colon, donde la microbiota intestinal lo fermenta, actuando, así como un prebiótico (alimento para las bacterias)[40]. Un estudio llevado a cabo en humanos mostró, al comparar los efectos del consumo de isomal-

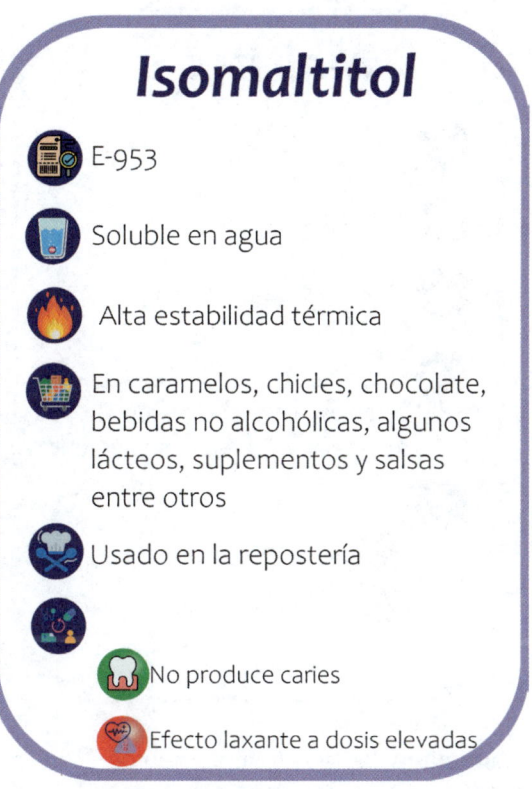

Isomaltitol

- E-953
- Soluble en agua
- Alta estabilidad térmica
- En caramelos, chicles, chocolate, bebidas no alcohólicas, algunos lácteos, suplementos y salsas entre otros
- Usado en la repostería
- No produce caries
- Efecto laxante a dosis elevadas

titol y de azúcar durante 1 mes a través de alimentos en los que se había adicionado el compuesto, que el isomaltitol no modificaba el perfil lipídico sanguíneo (colesterol y triglicéridos)[40]. Su efecto sobre la microbiota intestinal humana es aún desconocido.

Maltitol

El maltitol deriva de la maltosa y su hidrólisis da lugar a glucosa y sorbitol. Se emplea, en el caso del mercado español y según datos recogidos de páginas webs de venta de la distribución alimentaria, como endulzante en algunos productos alimenticios como los chicles, caramelos, chocolate, cereales de desayuno,

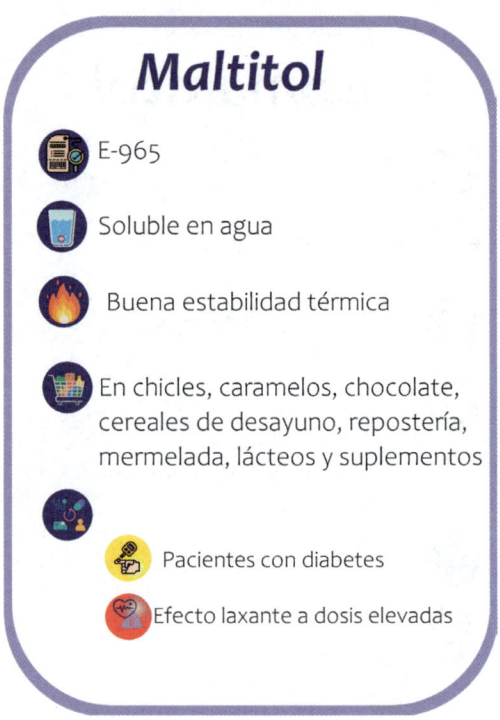

reposteria, mermelada, lácteos y suplementos[38]. El maltitol apenas se digiere, aunque sí es parcialmente fermentado por las bacterias del intestino grueso. Por ello, aproximadamente el 15 % del maltitol ingerido aparece inalterado en las heces.

Desde el punto de vista de la salud, se trata del polialcohol menos recomendable en pacientes con resistencia a la insulina o diabetes mellitus dado el incremento en la glucemia que produce su ingesta. En cuanto a sus efectos sobre la microbiota intestinal, no hay hasta el momento ningún estudio.

Xilitol

El xilitol es un edulcorante que deriva de la xilosa. Está presente de manera natural en algunos alimentos como la frambuesa, la fresa, la manzana, las ciruelas o las uvas[41]. Además, es empleado en España, como endulzante en gomas de mascar, caramelos, repostería, cereales de desayuno y suplementos, y en España puede encontrarse a la venta como edulcorante de mesa[38].

Al igual que el resto de los polialcoholes, cuando se ingiere en dosis altas, el xilitol puede causar molestias gastrointestinales, como flatulencia, diarrea, etc., pero se tolera mejor que el manitol o el sorbitol. Además de los efectos mencionados anteriormente, cabe

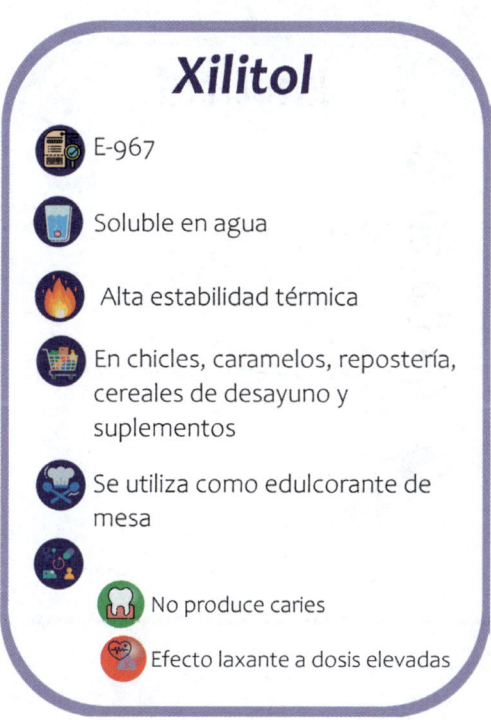

Xilitol

E-967

Soluble en agua

Alta estabilidad térmica

En chicles, caramelos, repostería, cereales de desayuno y suplementos

Se utiliza como edulcorante de mesa

No produce caries

Efecto laxante a dosis elevadas

señalar que en la actualidad no hay estudios realizados en humanos que analicen sus efectos sobre la microbiota intestinal.

Por otra parte, cabe reseñar que su consumo no debe ser superior a 5-10 g/día porque en el organismo el xilitol se convierte en oxalato, por lo que ingestas superiores (del orden de 20 g/día) aumentan la excreción urinaria de oxalato y calcio, con el consiguiente riesgo de desarrollo de cálculos (piedras) renales[42, 43]. Por ello, está totalmente contraindicado en personas que ya tengan piedras en el riñón[44-46].

Lactitol

El lactitol es un polialcohol que deriva de la lactosa, y su hidrólisis da lugar a galactosa y sorbitol. No se encuentra de forma natural en los alimentos. Sin embargo, en España, aparece registrado en algunos productos alimenticios como chocolates, repostería,

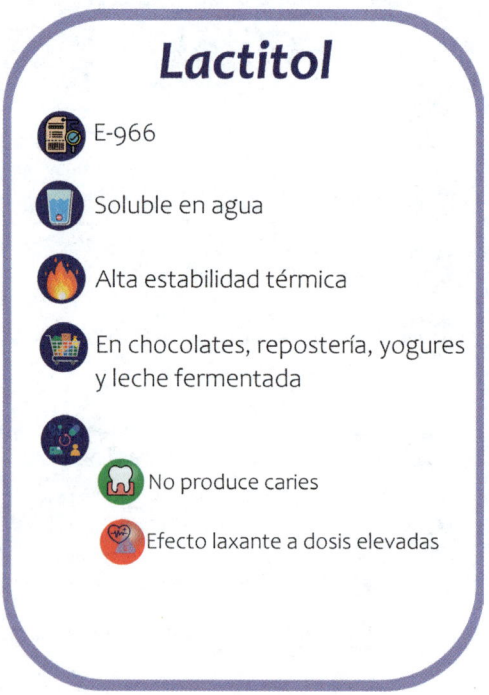

Lactitol

E-966

Soluble en agua

Alta estabilidad térmica

En chocolates, repostería, yogures y leche fermentada

No produce caries

Efecto laxante a dosis elevadas

yogures y leche fermentada[38]. Debido a su bajo poder endulzante, normalmente se combina con otros edulcorantes.

El organismo es prácticamente incapaz de absorberlo, por lo que la mayor parte de lo ingerido llega intacto hasta al colon, donde es fermentado por la microbiota intestinal[47], actuando así como un prebiótico. De hecho, algunos estudios realizados en humanos muestran efectos beneficiosos sobre la microbiota intestinal[48, 49], lo que podría justificar su uso en casos de diarrea, ya que ayuda a mejorarla al favorecer el crecimiento de algunas bacterias beneficiosas[50]. A pesar de los efectos positivos que se han descrito, el número de estudios es aún insuficiente para recomendar su uso como agente prebiótico.

Eritritol

El eritritol está presente de manera natural en algunos alimentos como la sandía, el melón, las uvas, las peras o las uvas[51]. En la

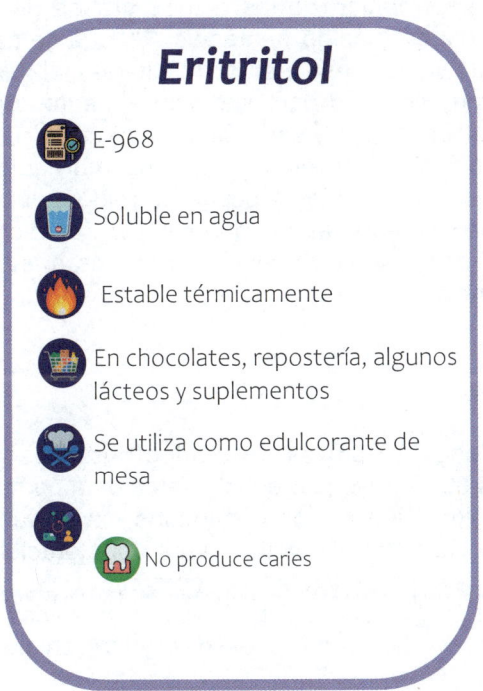

Eritritol

- E-968
- Soluble en agua
- Estable térmicamente
- En chocolates, repostería, algunos lácteos y suplementos
- Se utiliza como edulcorante de mesa
- No produce caries

industria de la alimentación en España se emplea por ejemplo en chocolates, repostería, algunos lácteos y suplementos. Además, se puede encontrar como edulcorante puro de mesa para emplear en el hogar y mezclado con otros edulcorantes, como los glucósidos de esteviol[38].

Al igual que otros polialcoholes, el eritritol no es fermentado por las bacterias en la cavidad bucal, por lo que no provoca caries. Sin embargo, a diferencia de otros polialcoholes, cuando llega al intestino delgado se absorbe rápidamente casi por completo, por lo que genera pocas molestias intestinales. Tras su paso a sangre, es excretado por la orina casi sin metabolizarse, por lo que no aporta calorías, ni incrementa los niveles de glucosa o insulina en sangre. El escaso 10 % del eritritol que no se absorbe, y que por tanto llega al colon, probablemente no sea fermentado en gran cantidad por los microorganismos, tal y como parecen indicar estudios realizados *in vitro*, es decir a nivel de laboratorio[52], aunque sí podría incrementar la formación de los ácidos grasos de cadena corta como ácido butírico y ácido pentanoico[53], que se asocian con un buen estado de salud. Pese a estos resultados, el número de estudios es aún muy limitado para saber qué efectos ejerce sobre la salud intestinal en general y sobre la microbiota en particular.

Un estudio reciente revela que el consumo habitual de eritritol podría asociarse con un mayor riesgo de padecer algunos eventos cardiovasculares[54], aunque hay que señalar que dicho estudio fue realizado con cantidades 30 veces superiores a las de la ingesta habitual de este edulcorante.

2. Sucralosa

La sucralosa (E 955) es un edulcorante descubierto en la década de los 80[55], cuyo uso en alimentos está permitido en la UE, con la excepción de aquellos destinados exclusivamente a niños de 1 a 3 años. Se obtiene químicamente por cloración (adición de cloro) a partir de la sacarosa (azúcar común).

En España, según datos publicados, la sucralosa se emplea en refrescos, repostería, cereales de desayuno, chicles, caramelos,

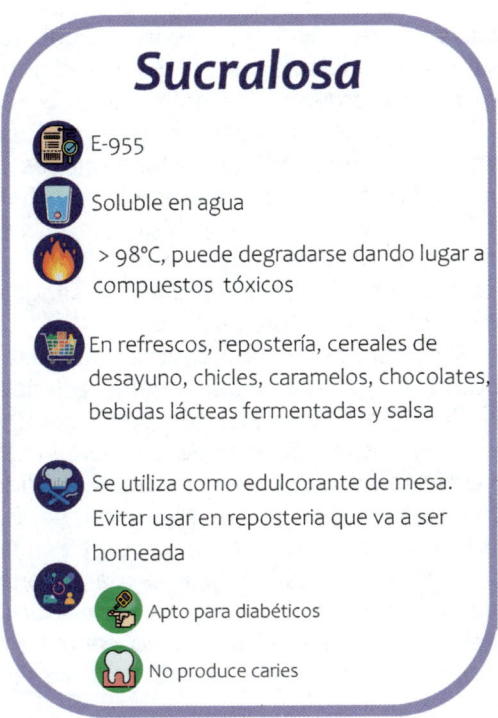

Sucralosa

E-955

Soluble en agua

> 98°C, puede degradarse dando lugar a compuestos tóxicos

En refrescos, repostería, cereales de desayuno, chicles, caramelos, chocolates, bebidas lácteas fermentadas y salsa

Se utiliza como edulcorante de mesa. Evitar usar en reposteria que va a ser horneada

Apto para diabéticos

No produce caries

chocolates, bebidas lácteas fermentadas y salsas. Además, se puede encontrar como edulcorante de mesa[38, 56].

En la UE, la sucralosa tiene aprobada una IDA de 15 mg/ kg de peso/día y su poder endulzante es unas 600 veces mayor que el de azúcar. Sin embargo, no aporta calorías, por lo que se trata de un edulcorante no calórico. Este hecho se debe a que se absorbe poco (entre un 8 y un 22 %), y la fracción absorbida se excreta rápidamente a través de la orina de forma inalterada[56]. La fracción no absorbida alcanza el colon, donde no parece que sea metabolizado por la microbiota intestinal (o al menos no en gran medida), lo que no quiere decir que no pueda modificar la composición de la microbiota intestinal, al igual que la sacarina, siendo los dos únicos edulcorantes donde se ha visto un posible efecto sobre la misma[57].

En general, su consumo no aumenta mucho los niveles de glucosa en sangre y, en caso de producirse dicho incremento, este no suele ser clínicamente relevante, por lo que es apto para diabéticos[56]. En animales de experimentación se han observado efectos teratogénicos (que produce malformaciones en el embrión o feto), aunque su consumo en humanos, atendiendo a la IDA parece seguro. La sucralosa se puede segregar a través de la leche materna, pero, aún en el caso de que la madre lactante lo ingiera, probablemente llegue poco o nada al torrente sanguíneo del bebé debido a su bajo grado de absorción[58, 59].

Según la EFSA, aunque actualmente la sucralosa no está permitida en productos destinados únicamente a niños entre 1 a 3 años, su consumo a partir de alimentos para usos médicos especiales no tendría por qué suponer un peligro para la salud[60].

Recientemente se ha publicado un estudio donde se ha visto la posible conversión de sucralosa en sucralosa-6-acetato (con posibles efectos genotóxicos). Sin embargo, en este estudio, las concentraciones de sucralosa utilizadas para conseguir las de sucralosa-6-acetato han sido tan altas[61] que, para alcanzar las concentraciones suficientes para un efecto negativo para la salud, por ejemplo, habría que consumir 78.750 latas de refresco de una sola vez[62].

3. Glucósidos de esteviol (estevia)

Los glucósidos de estiviol se obtienen a partir de las hojas de *Stevia rebaudiana*. Actualmente, en la UE no se puede comercializar la planta *Stevia rebaudiana,* aunque sí las hojas, desde el año 2017[63] para infusiones, puesto que, además de los glucósidos, esta planta contiene compuestos bioactivos en cantidades variables cuyos efectos sobre la salud aún no son conocidos, sobre todo en el tallo y peciolo y que no tienen una equivalencia sustancia en el UE.

Por tanto, a falta de estudios suficientes que evidencien la seguridad del consumo de la planta completa, en la UE, por el momento, solamente se permite el uso de los glucósidos purificados (E 960)[64] como edulcorante seguro para el consumo humano.

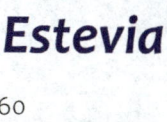

Estevia

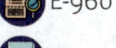 E-960

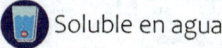 Soluble en agua

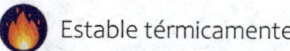 Estable térmicamente

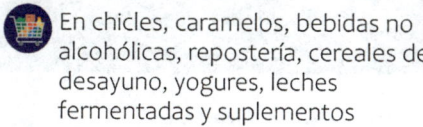 En chicles, caramelos, bebidas no alcohólicas, repostería, cereales de desayuno, yogures, leches fermentadas y suplementos

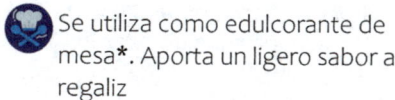 Se utiliza como edulcorante de mesa*. Aporta un ligero sabor a regaliz

*Alimentos bajo el nombre de "estevia", suelen contar con apenas un 2 % de glucósidos de esteviol

Recientemente, la EFSA ha emitido en 2017 una opinión favorable (imprescindible para que pueda ser incorporado al derecho alimentario en la UE) para el consumo de hojas de estevia, recogida y aprobada por el grupo de Trabajo de Nuevos Alimentos en la CE.

Los glucósidos se obtienen infusionando las hojas de la planta y concentrando y purificando después el edulcorante. Los principales componentes son el esteviósido y el rebaudiósido A, siendo el esteviósido el metabolito común de los dos. Más recientemente (año 2023) la EFSA ha emitido su opinión favorable para el rebaudiósido AM, producido mediante la acción enzimática de bioconversión del esteviósido y/o rebaudiósidos A altamente purificados de extractos de hoja de estevia[65].

Los glucósidos de esteviol tienen un poder endulzante unas 250 veces mayor que el de la sacarosa, y su IDA recomendada es de 4 mg/kg de peso/día.

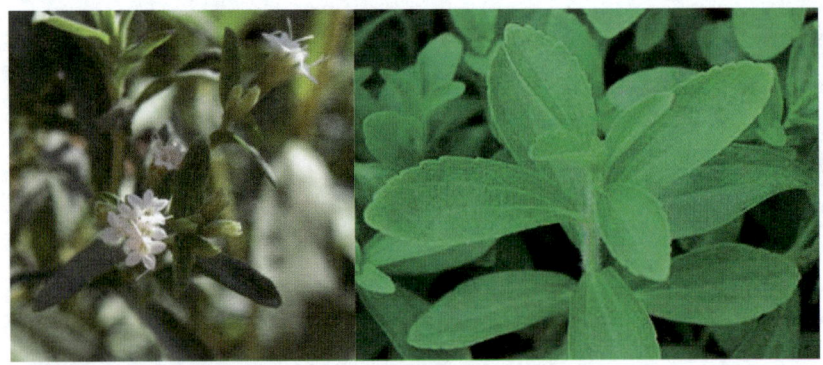

Figura 6.
Hojas y flores de la planta Stevia rebaudiana de la que se obtienen los glucósidos de esteviol.

Los glucósidos de esteviol se emplean en España como edulcorantes en chicles, caramelos, bebidas no alcohólicas, repostería, cereales de desayuno, yogures, leches fermentadas y en complementos alimenticios. Además, también pueden encontrarse como edulcorantes de mesa[38]. Debemos tener en cuenta que la mayoría de productos alimenticios que encontramos en nuestros supermercados bajo el nombre de «estevia», suelen contar con apenas un 2 % de glucósidos de esteviol y una gran mayoría de otros edulcorantes como por ejemplo el eritritol, ya que este consigue aportar una consistencia que los glucósidos de esteviol no consiguen.

La EFSA considera que los glucósidos de esteviol son estables a elevadas temperaturas, y en 2010 concluyó que son seguros para el consumo ya que no son genotóxicos (dañinos para el ADN), ni carcinógenos (que favorece la aparición de cáncer), y su consumo no está vinculado a efectos adversos ni en el sistema reproductivo humano, ni en el desarrollo fetal[66]. Posteriormente, la CE lo aprobó como edulcorante con el código numérico europeo E 960. En lo que respecta a sus posibles efectos sobre la microbiota intestinal, en un estudio en humanos en el que se realizó una comparación con la glucosa, se observó que estos componentes podían provocar una ligera alteración en la composición, inhibiendo las bacterias tanto anaerobias como aerobias[67].

4. Taumatina

La taumatina es un edulcorante obtenido a partir de extractos del fruto de la planta *Thaumatococcus daniellii* (figura 7).

Está formada por 2 proteínas (Taumatina I y II) y está autorizada como edulcorante en la UE con el código E 957[68], aunque su uso en España no es muy habitual[38].

La taumatina es el edulcorante conocido con mayor poder endulzante, pues es unas 2.000–3.000 veces mayor que el de la sacarosa. No hay una IDA establecida para su consumo, puesto que es una proteína y se considera fácilmente digerible, y estable a temperaturas de cocción.

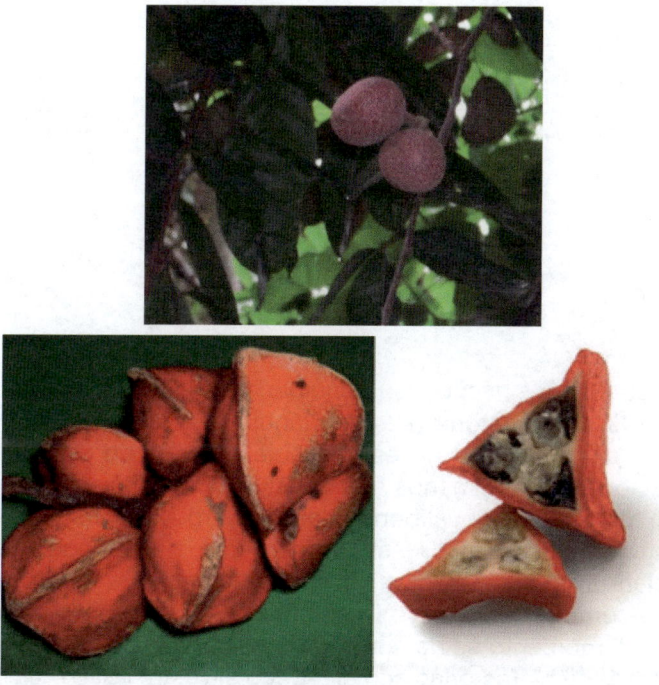

Figura 7.
Frutos de la planta Thaumatococcus daniellii,
de los que se extrae la taumatina.

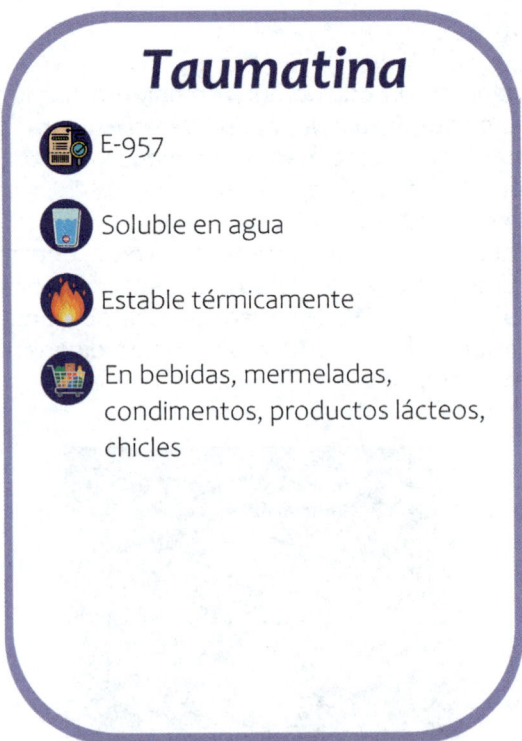

Taumatina

E-957

Soluble en agua

Estable térmicamente

En bebidas, mermeladas, condimentos, productos lácteos, chicles

En cuanto a los riesgos, en principio, no existe ningún problema de seguridad alimentaria. Hay evidencia de que no es tóxico, y la alergenicidad vía oral no es probable, aunque en dos estudios observacionales en humanos se concluyó que, en caso de presentarse en forma de polvo, sí podría causar alergia tras su administración por vía inhalatoria[69]. Hasta el momento, no hay estudios que evidencien un posible efecto (ni positivo ni negativo) de la taumatina en la composición de la microbiota intestinal[32].

En este momento se ha empezado a producir de forma mayoritaria a partir de biofactorías con el tabaco silvestre nativo, *Nicotiana benthamiana*, habiendo ensayos en España, en Extremadura, con esta planta modificada genéticamente para la producción de taumatina[70].

5. Sacarina

La sacarina (E 954) se desarrolló en EE.UU. en 1879, lo que la convierte en el edulcorante sintético más antiguo, y está aceptado como aditivo con funcionalidad de edulcorante por la UE desde hace muchos años. Se obtiene por síntesis química a partir del tolueno o de derivados del petróleo, y se presenta en varias formas: sacarina (E 954i), sacarina sódica (E 954ii), sacarina potásica (E 954iii) o sacarina cálcica (E 954iv).

Este compuesto, en el mercado español, se emplea como edulcorante en bebidas no alcohólicas, algo en repostería, en lácteos y bebidas fermentadas, y además es bastante empleado como edulcorante de mesa[38]. Es entre 300–400 veces más dulce que la sacarosa. Sin embargo, posee cierto regusto metálico y amargo

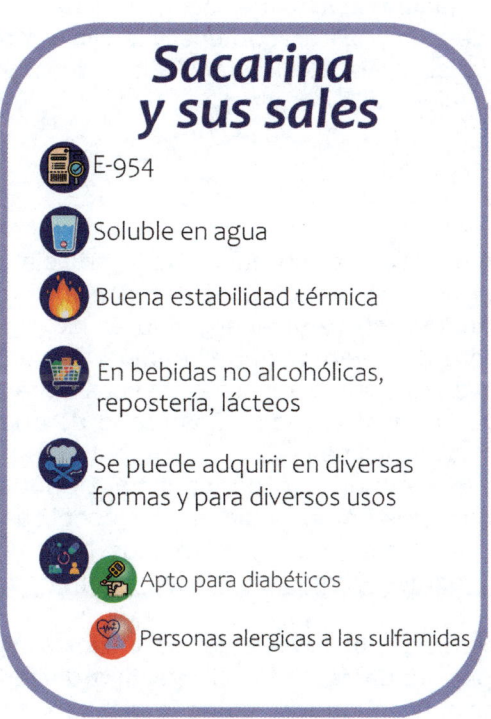

Sacarina y sus sales

- E-954
- Soluble en agua
- Buena estabilidad térmica
- En bebidas no alcohólicas, repostería, lácteos
- Se puede adquirir en diversas formas y para diversos usos
- Apto para diabéticos
- Personas alergicas a las sulfamidas

que se camufla al mezclarse con otros edulcorantes, principalmente con ciclamato sódico.

Presenta una absorción bastante elevada (85–95 %), y se excreta por orina totalmente y sin modificarse. Por tanto, al no metabolizarse, no aporta energía. Su IG es nulo, lo que se traduce en que es apto para diabéticos, y su IDA en la UE es de 5 mg/kg de peso/día. Es importante señalar que, puesto que es un derivado de las sulfonamidas, las personas alérgicas a este grupo de productos pueden experimentar reacciones alérgicas a la sacarina.

La sacarina es uno de los edulcorantes más polémicos, de hecho, estuvo a punto de ser prohibida en EE.UU. en 1977, y ha llegado a estar prohibida en algunos países, como Canadá, hasta 2014 (ver *Mitos y controversias*), aunque luego se realizó una reevaluación y está aprobado en todos los países o territorios como la UE o Australia-Nueva Zelanda.

No obstante, junto con la sucralosa, es uno de los dos edulcorantes que se debería analizar, con ensayos clínicos aleatorizados en humanos, en las dosis aprobadas y autorizadas, y evaluar sus efectos sobre la microbiota intestinal.

6. Aspartamo

El aspartamo (E 951) es un edulcorante artificial que se descubrió por error en 1965, y está aceptado por la UE como aditivo desde 1994. Aunque su valor energético es de algo más de 4 kcal/g, se le considera «no calórico» debido a que, por su gran poder endulzante (aproximadamente 200 veces el de la sacarosa), se utiliza en cantidades tan pequeñas (del orden de mg) que el aporte calórico es insignificante.

Se emplea en el mercado español para endulzar algunos productos alimenticios como bebidas no alcohólicas, repostería, chicles, caramelos, chocolates, productos lácteos, productos hipocalóricos y para el control del peso, y como edulcorante de mesa[38].

Este edulcorante, por acción de los enzimas digestivos, se hidroliza (rompe) rápidamente en el intestino delgado, descomponiéndose en sus unidades: ácido aspártico, fenilalanina y

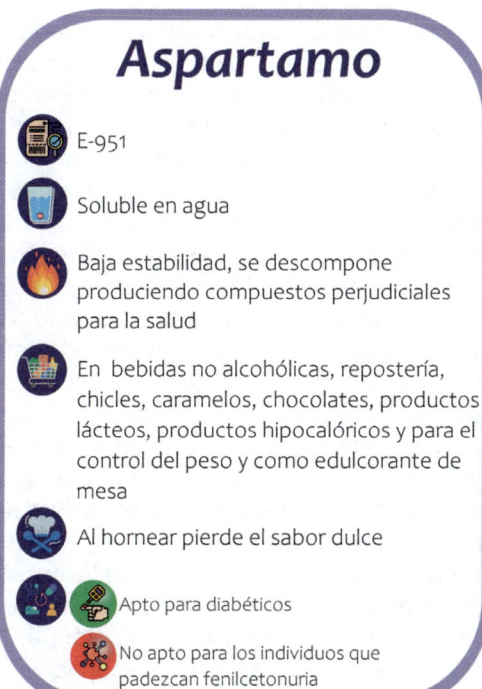

Aspartamo

- E-951
- Soluble en agua
- Baja estabilidad, se descompone produciendo compuestos perjudiciales para la salud
- En bebidas no alcohólicas, repostería, chicles, caramelos, chocolates, productos lácteos, productos hipocalóricos y para el control del peso y como edulcorante de mesa
- Al hornear pierde el sabor dulce
- Apto para diabéticos
- No apto para los individuos que padezcan fenilcetonuria

metanol. El ácido aspártico y la fenilalanina son dos aminoácidos esenciales para el ser humano, que se encuentran en prácticamente todos los alimentos que contengan proteínas. Sin embargo, el metanol es un tóxico que, a grandes dosis, produce graves alteraciones. No obstante, aunque su digestión produzca metanol, al utilizarse en cantidades tan pequeñas, no se considera tóxico, pues se producen cantidades de metanol similares a las que se encuentran en muchos alimentos por la fermentación de los hidratos de carbono.

Debido a su rápida y completa hidrólisis, el aspartamo no se encuentra en la sangre, ni siquiera tras la ingestión de dosis elevadas, pero sí los aminoácidos que lo componen. Este hecho deben tenerlo en consideración las personas que padezcan **fenilcetonuria**, que es una enfermedad metabólica congénita hereditaria por la que no pueden metabolizar adecuadamente la fenilalanina y, en consecuencia, este aminoácido se acumula hasta niveles tóxicos para el sistema nervioso central, lo que provoca graves daños cerebrales. Los individuos con **tirosinemia** tampoco deben ingerirlo porque la fenilalanina es precursora de otro aminoácido, la tirosina, y estos individuos, por otro error metabólico, pueden convertirla en metabolitos tóxicos que les ocasionan discapacidad intelectual, enfermedad hepática, renal y miocárdica, hipoglucemia, neuropatía periférica, etc. Por tanto, todos los alimentos y bebidas que contengan aspartamo o sal de aspartamo-acesulfamo, deberán incluir la mención «contiene aspartamo (una fuente de fenilalanina)» en la etiqueta cuando el aspartamo o sal de aspartamo-acesulfamo estén nombrados en la lista de ingredientes, solo con la referencia a un código E y/o la mención «contiene una fuente de fenilalanina» figurará en la etiqueta en los casos en que el aspartamo o sal de aspartamo-acesulfamo estén designados en la lista de ingredientes con su denominación específica[3].

Como ya se ha mencionado anteriormente en esta guía, sí es apto para mujeres embarazadas o en periodo de lactancia (salvo que la madre o el bebé padezcan de fenilcetonuria o de tirosinemia). Su IDA en la UE es de 40 mg/kg de peso/día[71].

7. Acesulfamo K

El acesulfamo potásico (acesulfamo K) (E 950) es un edulcorante que se obtiene químicamente por condensación entre potasio y ácido acetoacético, o a partir de clorofenol. A este edulcorante, descubierto accidentalmente en Alemania en 1967, se le considera «no calórico» porque por su composición no aporta calorías. Se absorbe rápidamente y en su totalidad, se elimina prácticamente íntegro en orina, sin alterarse, y no se acumula en el organismo.

Se puede encontrar en España en algunos productos como chicles, caramelos, chocolates, algunas bebidas no alcohólicas, repostería y algunos lácteos como yogures y leches fermentadas. Además, también se utiliza como edulcorante de mesa[38].

Tiene un poder endulzante muy superior al de la sacarosa (unas 150–200 veces mayor), por lo que se suele comercializar en granu-

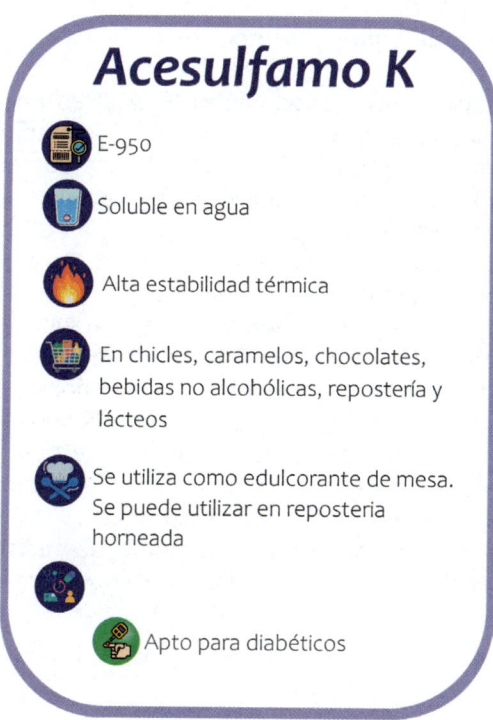

Acesulfamo K

- E-950
- Soluble en agua
- Alta estabilidad térmica
- En chicles, caramelos, chocolates, bebidas no alcohólicas, repostería y lácteos
- Se utiliza como edulcorante de mesa. Se puede utilizar en repostería horneada
- Apto para diabéticos

lado mezclado con maltodextrina, que actúa como soporte, para que cada cucharada de producto equivalga en dulzor a una cucharada de sacarosa. Deja un cierto regusto amargo, por lo que suele combinarse con otros edulcorantes (aspartamo, sucralosa, etc.) para así poder disminuir la cantidad añadida, buscando un dulzor y unas características similares a las de la sacarosa.

Se mantiene estable a temperaturas elevadas, por lo que es apto para la elaboración de alimentos horneados. Se utiliza en España en postres lácteos, productos horneados, dulces, mermeladas, conservas, frutas envasadas, gomas de mascar o como edulcorante de mesa.

Como ya se ha comentado en otros capítulos de esta guía, tiene una IDA de 9 mg/kg de peso/día (según la EFSA), y es apto para diabéticos y fenilcetonúricos.

8. Sal de aspartamo y acesulfamo

La sal de aspartamo y acesulfamo (E 962) es un edulcorante artificial que se inventó en Holanda en 1995, y está aceptado por la UE como aditivo desde el año 2000. Se obtiene sumergiendo una mezcla de 2 partes de aspartamo y 1 de acesulfamo K en una disolución ácida y dejándola cristalizar.

Es hasta 350 veces más dulce que la sacarosa, y un 75 % más dulce que sus componentes por separado.

En el organismo, una vez ingerida, la sal se divide en sus componentes. El aspartamo se metaboliza como se ha explicado anteriormente, y el acesulfamo K se elimina por los riñones.

En teoría, aporta 3 kcal/g pero, como sucede con el aspartamo, debido a que su elevado poder endulzante hace que se utilice en cantidades muy pequeñas (mg), se considera acalórico. Tiene un IG nulo y su IDA es de hasta 20 mg/kg de peso/día.

Puesto que contiene aspartamo, presenta las mismas limitaciones que éste, es decir: no es apto para individuos con fenilcetonuria ni tirosinemia.

9. Advantamo

El advantamo o advantame (E 969) es un edulcorante análogo del aspartamo. Se desarrolló en Japón en el año 2008, y la UE lo aprobó en el 2013 con una IDA de 5 mg/kg de peso/día, ya que dosis mayores podrían producir efectos adversos e incluso perjudiciales para la salud de quien lo consume. Tiene un poder endulzante hasta 37.000 veces el de la sacarosa, es decir, es unas 100 veces más dulce que el aspartamo.

A diferencia del aspartamo, el advantamo apenas se digiere y absorbe (menos del 10 %), y se metaboliza rápidamente. Gracias a esa escasa digestión y absorción, y a que se utiliza en cantidades muy pequeñas debido a su elevado poder endulzante, no está contraindicado para los enfermos de fenilcetonuria ni de tirosinemia (ver 6. *Aspartamo*). Como su homólogo el aspartamo, tampoco aumenta la concentración de glucosa en sangre.

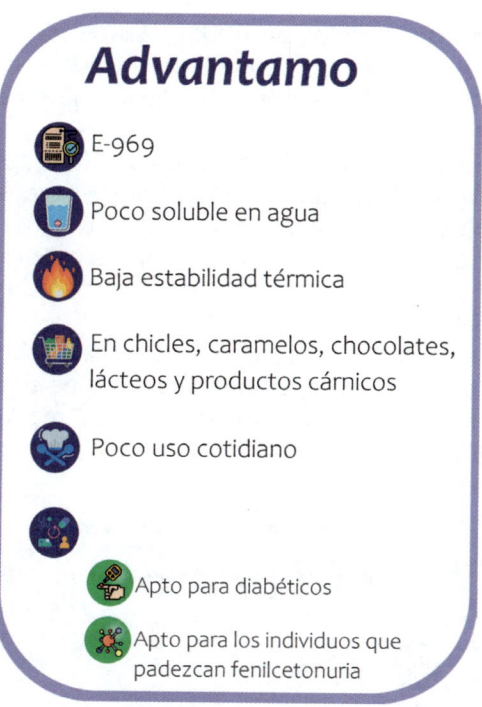

Advantamo

- E-969
- Poco soluble en agua
- Baja estabilidad térmica
- En chicles, caramelos, chocolates, lácteos y productos cárnicos
- Poco uso cotidiano
- Apto para diabéticos
- Apto para los individuos que padezcan fenilcetonuria

Desde el punto de vista tecnológico, cabe destacar que este edulcorante se degrada en parte cuando se somete a temperaturas elevadas. Así por ejemplo, si se hornea en un bizcocho, se pierde un 25,2 % de advantamo por las altas temperaturas y un 13,2 % en la elaboración, degradándose a ANS9801-acid (N-[N-[3-(3-hydroxy-4-methoxyphenyl) propyl]-α-aspartyl]-L-phenylalanine)(72). Por ello, no parece ser el edulcorante de elección en productos que vayan a ser horneados.

10. Ciclamatos

El ciclamato (E 952) es un edulcorante que puede encontrarse en forma ácida (ácido ciclámico, E 952i) o en forma de sal sódica (E 952ii) o cálcica (E 952iii). Se descubrió en EE.UU. en 1937, y está aceptado como aditivo en la UE y en otros 100 países más, aunque en EE.UU. está en periodo de revaluación por parte de la Administración de Alimentos y Medicamentos de los Estados Unidos (FDA).

Tiene un dulzor 30–50 veces superior al del azúcar común y se utiliza en algunas bebidas no alcohólicas, lácteos y suplementos. En España se puede encontrar además como edulcorante de mesa[38]. Se le considera «no calórico» porque el 60 % es metabolizado por la flora intestinal, y el 40 % que se absorbe se elimina por vía renal sin alterar.

Es estable al calor, por lo que se comercializa como apto para su uso en la cocina y la repostería. También es apto para diabéticos y fenilcetonúricos, y tiene una IDA de 7 mg/kg de peso/día (según la EFSA).

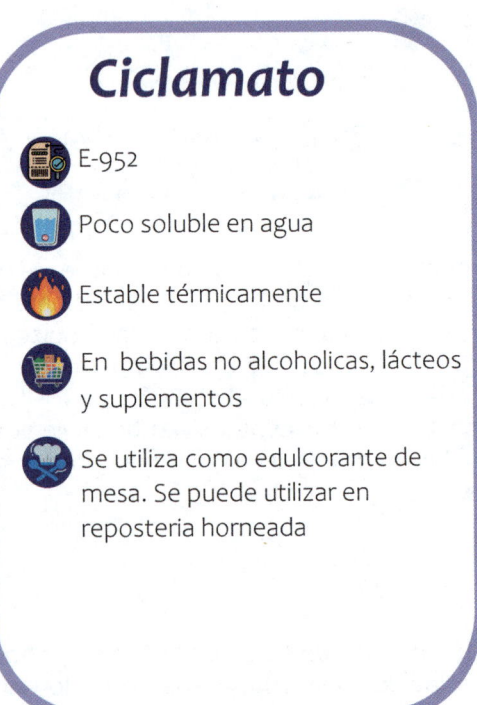

Ciclamato

- E-952
- Poco soluble en agua
- Estable térmicamente
- En bebidas no alcoholicas, lácteos y suplementos
- Se utiliza como edulcorante de mesa. Se puede utilizar en reposteria horneada

11. Neotamo

El neotamo o neotame (E 961) es un edulcorante que se descubrió en Francia en 1992, aunque se patentó en EE.UU. en 1996. La UE lo aprobó en el año 2010 con una IDA de 2 mg/kg de peso/día. Este edulcorante no es de uso muy común, aunque puede encontrarse en España en algunos productos alimenticios como los yogures y las leches fermentadas[38].

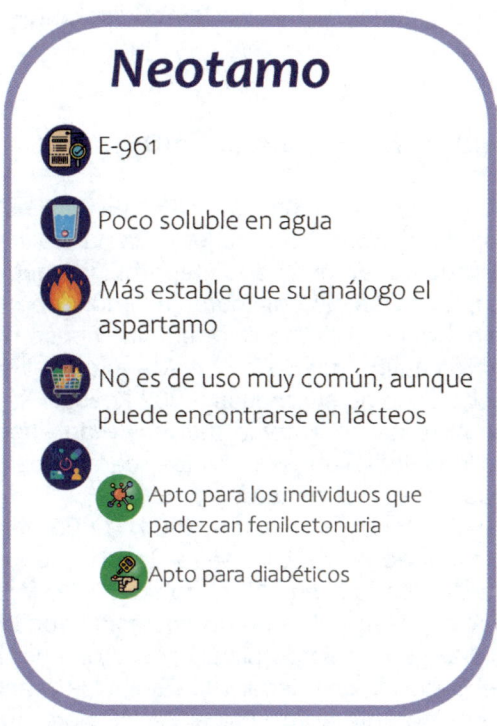

Tiene un poder endulzante entre 7.000 y 13.000 veces el de la sacarosa, es decir, de 30 a 60 veces mayor que el del aspartamo. Además, tiene la capacidad de realzar los sabores originales de los alimentos, es decir, es un potenciador del sabor, y cubre los sabores amargos como el del café.

A diferencia del aspartamo, el neotamo no se digiere en el intestino. Al menos el 30 % del ingerido se absorbe rápidamente y el resto se elimina por heces. De la porción absorbida, una parte muy pequeña se metaboliza, pero la mayoría se elimina por orina sin acumularse en ningún órgano o tejido.

El hecho de que no libere la fenilalanina que contiene, permite su empleo a los enfermos de fenilcetonuria y de tirosinemia (ver *6. Aspartamo*). Como el aspartamo, el neotamo tampoco aumenta los niveles sanguíneos de glucosa, por lo que también lo pueden utilizar los diabéticos, al igual que todos los edulcorantes autorizados en la UE.

12. Neohesperidina dihidrocalcona (NHDC)

La neohesperidina dihidrocalcona o NHDC (E 959) es un edulcorante que se obtiene a partir de una sustancia natural, la neohesperidina, que se encuentra en el albedo (capa blanca que hay entre la cáscara y los gajos) de los cítricos (naranja, limón, pomelo, etc.). De hecho, la principal materia prima para su síntesis se obtiene de la cáscara de la naranja amarga. Se le considera muy bajo en calorías porque su valor calórico no supera las 0,002 kcal/g.

Este edulcorante no se emplea mucho, y de encontrarse, en España lo hace principalmente en chicles, caramelos, chocolates, yogures, bebidas lácteas fermentadas y salsas[38].

Tiene un poder endulzante entre 250 y 1.800 veces el de la sacarosa. Se descubrió en EE.UU. en la década de los 60, y está aprobado por la UE desde el año 1994 con una IDA de 20 mg/kg de peso/día. Normalmente se utiliza en combinación con otros edulcorantes con los que tiene efectos sinérgicos. Además, actúa como potenciador del sabor y enmascara los sabores amargos. Es un ejemplo de un edulcorante aprobado en la UE pero que no a nivel mundial por JECFA.

La NHDC ingerida apenas se absorbe, y es mayoritariamente metabolizada por la microbiota intestinal, que la convierte en productos similares a los de la descomposición de su análogo natural, la neohesperidina.

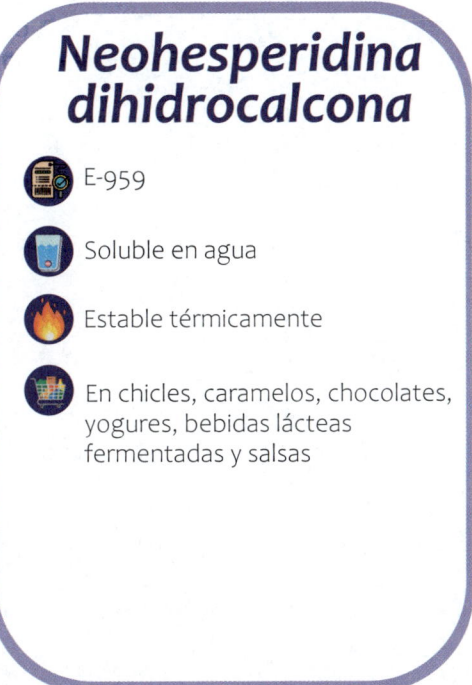

Neohesperidina dihidrocalcona

E-959

Soluble en agua

Estable térmicamente

En chicles, caramelos, chocolates, yogures, bebidas lácteas fermentadas y salsas

Es estable en forma sólida y en disolución acuosa, y soporta bien el calor de cocción.

Como todos los edulcorantes, tiene un IG nulo, por lo que es apta para diabéticos. Además, tiene la ventaja de que mejora el control glucémico en los individuos con diabesidad (diabetes ligada a obesidad) gracias a su capacidad de mejorar la composición de la microbiota intestinal.

Efectos beneficiosos potenciales y reales

Obesidad

Actualmente, el sobrepeso afecta a más del 39 % de la población adulta mundial, la obesidad a más del 13 %, y también a millones de niños/as. Parece, además, que estas cifras irán en aumento en los próximos años. La obesidad es uno de los fundamentales factores de riesgo para el desarrollo de algunas enfermedades no transmisibles, por ejemplo, la diabetes tipo 2 o enfermedades cardiovasculares[73]. Una de las principales causas del sobrepeso y la obesidad es la mala alimentación, más concretamente, el consumo excesivo de alimentos ricos en grasas y azúcares, sobre todo libres, por ejemplo, alimentos ultraprocesados, bebidas azucaradas, dulces, bollería, zumos y néctares y lácteos azucarados, entre otros. Por ello, se recomienda reducir el consumo de estos alimentos y de azúcar.

Los edulcorantes, al aportar sabor dulce pero pocas calorías o ninguna, han sido considerados útiles para sustituir o reducir el azúcar añadido de los alimentos, y así prevenir y tratar la obesidad. A día de hoy, existe controversia acerca del efecto beneficioso de los productos alimenticios con edulcorantes en la obesidad, y no se sabe a ciencia cierta si ayudan o no en la prevención y tratamiento de esta patología. Esto se debe a que los edulcorantes solo sirven para reducir el consumo de azúcar, pero los alimentos que contienen edulcorantes no tienen por qué ser sanos y, por lo tanto, su consumo puede no contribuir a un efecto beneficioso para la salud. Es más, parte de la población puede entender que como está ingiriendo una bebida o alimento con edulcorantes puede comer más cantidad de ese producto o de otros.

Según la reciente Guía sobre los edulcorantes de la OMS[74], parece que existe un efecto beneficioso a corto plazo al sustituir los alimentos azucarados o el azúcar por edulcorantes, y parece que esto se debe a una menor ingesta calórica por parte de las personas que toman edulcorantes. Sin embargo, se menciona que a largo plazo el efecto de estos deja de ser beneficioso, ya que se relaciona con un mayor riesgo de desarrollar diabetes mellitus de tipo 2, enfermedades cardiovasculares y mortalidad causada por enfermedades cardiovasculares en adultos. Ello se debe a que es probable que los riesgos de los edulcorantes sobre las enfermedades crónicas sean mayores que sus posibles beneficios sobre el control del peso (no demostrados o incluso contrarios a los esperados porque en algunos estudios se asociaban a ganancia de peso y más obesidad). Con esta información, la OMS desaconseja el consumo de los edulcorantes, aunque existe controversia porque realmente los estudios en los que se han basado no son los más adecuados. Se trata de estudios observacionales, en los que se advirtió que las personas que ingieren más edulcorantes son aquellas personas con patologías previas, pudiendo darse el caso (no improbable) de que ingieran edulcorantes porque ya tienen alteraciones metabólicas (así reducen el azúcar ingerido), y no que los edulcorantes les haya causado la enfermedad. Hay que señalar que esta recomendación no se aplica a los polialcoholes maltitol y sorbitol que se usan para endulzar algunos alimentos. También hay que precisar que la recomendación no se aplica a las personas con diabetes porque la revisión sistemática de la literatura científica en que se basa la recomendación de la OMS no incluyó a personas con esta patología. No obstante, la OMS señala que la evidencia científica que existe hasta el momento es escasa y pone de manifiesto la necesidad de realizar más estudios a largo plazo y hacer actualizaciones de este tema en un futuro. En cuanto al efecto de los edulcorantes en la obesidad infantil existen pocos estudios como para determinar si son beneficiosos o no. Hasta el momento, ninguna autoridad ha prohibido dichos edulcorantes o ha mostrado su intención de hacerlo, a pesar de indicado por la OMS en su Guía.

Por tanto, parece que es necesario seguir investigando el efecto de los edulcorantes para el tratamiento y prevención de la obesidad, y seguramente con el paso del tiempo tengamos más evidencia científica que nos permita posicionarnos a favor o en contra de su consumo, aunque es señalable que existen más de 269.000 trabajos científicos al respecto en el buscador Pubmed (principal base de datos sobre literatura biomédica) desde el año 1943[75]. Lo que sí está claro es que es necesario reducir el consumo excesivo de azúcar de la dieta, ya que se relaciona con la obesidad y un mayor riesgo de desarrollar enfermedades relacionadas.

Diabetes

La diabetes mellitus de tipo 2 se caracteriza por la presencia de niveles elevados de glucosa en sangre de forma crónica, combinado con una secreción de insulina ineficaz. Se relaciona con el sobrepeso y la obesidad, por lo que el tratamiento para controlar la enfermedad es una dieta saludable, la realización de actividad física regular y, además, la farmacoterapia. En el contexto de una dieta saludable, se recomienda que las personas con diabetes consuman alimentos con bajo IG, es decir, alimentos que no aumenten mucho las concentraciones de glucosa en sangre tras su ingesta.

En el caso de los polialcoholes, existe una gran variedad en la respuesta glucémica generada, dependiendo del tipo (ver 1. Polialcoholes). Todos los polialcoholes tienen un IG menor que el azúcar (IG medio y bajo), por lo que no generaran picos grandes de glucosa e insulina en sangre, o lo hacen en menor medida que la sacarosa, resultando ser mejores que ésta para las personas diabéticas. Concretamente, el maltitol es el que tiene un mayor IG, con un valor de 45, y el manitol y eritritol los que tienen un IG nulo (un valor de 0) (*ver* Tabla 6). Cabe hacer una especial mención al sorbitol, ya que parte de la glucosa se transforma en sorbitol, lo que puede dar lugar a una acumulación de sorbitol en las células, factor que se ha relacionado con patologías como la retinopatía diabética o cataratas a largo plazo[76]. Por ello, a pesar de que el sorbitol de la dieta tan solo se absorbe en un 20 %, se recomienda moderar y restringir su consumo en personas con un mal control de la diabetes (con hiperglucemias).

Otros edulcorantes, como el acesulfamo K, el aspartamo, el ciclamato, la sacarina, la estevia y la sucralosa no aumentan las concentraciones de glucosa e insulina en sangre tras su ingesta en personas sanas (sin diabetes), y tampoco generan un incremento de la glucemia al mezclar algunos de estos edulcorantes en los mismos productos alimenticios[77, 78].

En cuanto a las personas con diabetes, se ha comprobado que bebidas endulzadas con una mezcla de aspartamo y acesulfamo K no aumentan las concentraciones de glucosa en sangre[79]. Las bebidas endulzadas con aspartamo, sacarina, advantamo (hasta 0,5 mg/kg de peso/día) o neotamo (hasta 1,5 mg/kg de peso/día) tampoco parecen tener efecto en el incremento de los niveles de glucosa plasmática[77, 80, 81].

La tagatosa requiere una especial mención en este apartado, ya que como se ha mencionado anteriormente, este edulcorante tiene la capacidad incluso de disminuir las concentraciones de glucosa e insulina en sangre, tanto en personas diabéticas como sanas (ver *Azúcares y edulcorantes*)[82-84]. Por ello, su consumo es especialmente interesante para las personas con esta enfermedad.

En general, se podría indicar que los edulcorantes son un buen sustituto del azúcar para controlar los niveles de glucosa e insulina en sangre, siendo uno de los requisitos que tienen en cuenta las autoridades de seguridad alimentaria para su autorización, aunque lo más adecuado sería estudiar los efectos a largo plazo de todos y cada uno de los edulcorantes en las personas diabéticas. También hay que tener en cuenta que algunos alimentos con edulcorantes pueden tener también hidratos de carbono procedentes de otros ingredientes que pueden afectar negativamente a los niveles de glucosa plasmática. Recientemente, se ha visto que existen variaciones individuales en la respuesta glucémica de los edulcorantes, es decir, es posible que ciertas personas tengan concentraciones altas de glucosa en sangre tras su ingesta y que otras no[85], por lo que sería necesario analizar cada caso antes de recomendar su uso para esta población.

Caries dental

El consumo elevado de azúcar se relaciona con diversas patologías, incluida la caries dental. La caries se define como la destrucción o erosión del esmalte de los dientes debido a la presencia de ácidos provenientes de bacterias en la cavidad oral. La caries se produce por la fermentación de azúcares, como la sacarosa, al ser utilizados como sustrato para generar subproductos ácidos, que finalmente conducen a la desmineralización del diente. En aras de prevenir el desarrollo de caries, los edulcorantes han surgido como una alternativa a los endulzantes tradicionales ya que, debido a que la mayoría de ellos no se fermentan, los microorganismos de la boca no pueden utilizarlos como sustrato.

Son muchos los factores que afectan al desarrollo de la caries, como puede ser la alteración de la microbiota oral, es decir, la capacidad de formación de *biofilms* o *biopelículas* de microorganismos, la frecuencia de lavado de dientes, la exposición al flúor, el flujo de la saliva, el tipo de producto en el que se encuentra el azúcar (no es lo mismo un alimento dulce que se traga rápidamente que una gominola que permanece cierto rato en la boca) y, evidentemente, la regularidad con la que se toman azúcares. Sabiendo esto, ¿podemos pensar que los edulcorantes son inocuos para el esmalte de nuestros dientes?

Todavía son escasos los estudios que asocian un posible efecto cariogénico al consumo de edulcorantes, de hecho, casi todas las investigaciones llevadas a cabo son estudios *in vitro* en los que se concluye que la gran mayoría de los edulcorantes que hemos definido en esta guía tienen, en comparación con la sacarosa, menos capacidad de crear *biofilms* patogénicos y alterar el pH del esmalte dental. No obstante, no hay evidencia suficiente para concluir que no sean cariogénicos.

Según la EFSA, los edulcorantes sorbitol, xilitol, manitol, lactitol, isomaltitol, eritritol, sucralosa y tagatosa no promueven la caries dental porque no reducen el pH de la placa lo suficiente como para producir la desmineralización del esmalte[20]. Además, algunos estudios sugieren que el aspartamo, sacarina, acesulfamo K, neotamo y tagatosa tampoco tienen la capacidad de producir desmineralización dental ni de alterar el pH[86, 87]. En cuanto a los glucósidos de esteviol, en un estudio en ratas se observó que ni el esteviósido ni el rebaudiósido A fueron capaces de provocar caries en los roedores[88].Por último, no hay estudios que relacionen el consumo de taumatina o ciclamato con un efecto cariogénico.

Efecto prebiótico

Algunos edulcorantes no son capaces de absorberse, pudiendo llegar al colon, donde son sustrato para los microorganismos (en su gran mayoría bacterias) que viven en nuestro intestino, lo que favorece el aumento de los microorganismos beneficiosos. A esto se le conoce como **efecto prebiótico**. ¿Cuáles de todos los edulcorantes mencionados podrían tener un efecto beneficioso sobre la microbiota intestinal?

En cuanto a los edulcorantes de tipo polialcohol, sabemos que el xilitol, maltitol, isomaltitol y sorbitol no son absorbidos por completo y cuando la fracción no absorbida llega al colon es fermentada por las bacterias de la microbiota. Se ha observado en estudios en animales y humanos sanos que dosis moderadas de estos edulcorantes podrían aumentar el número de bacterias beneficiosas del género *Bifidobacterium* en el tracto intestinal[89]. En el caso del lactitol, la cantidad de edulcorante que es absorbida es prácticamente nula, por lo que todo el edulcorante que se ingiere llega al colon y es fermentado por la microbiota intestinal[47]. A pesar del efecto positivo descrito, el número de estudios es aún insuficiente para recomendar su uso como agente prebiótico.

En referencia a la sacarina y la sucralosa, algunos estudios en células y en animales han sugerido que el consumo de estos dos edulcorantes puede incrementar la diversidad microbiana en el intestino y mejorar la capacidad de fermentación de la fibra[57]. No obstante, son más los estudios que evidencian un efecto negativo en la microbiota a raíz del consumo de estos dos edulcorantes.

En cuanto a otros edulcorantes, algunos estudios sugieren que la tagatosa podría también tener un efecto prebiótico sobre la microbiota intestinal[21, 22]. No obstante, cabe señalar que hasta el momento no se ha realizado ningún ensayo clínico al respecto. Por último, los estudios realizados hasta el momento también sugieren que el edulcorante NHDC podría tener un efecto beneficioso sobre la microbiota intestinal[32].

Declaraciones nutricionales, de propiedades saludables y de reducción de riesgo de enfermedad en la Unión Europea

En la UE, cada vez hay más alimentos que incluyen declaraciones nutricionales (por ejemplo «sin azúcares añadidos») y declaraciones de propiedades saludables (indicar que el consumo de un determinado alimento puede ser saludable como, por ejemplo, la sustitución de grasas saturadas por grasas insaturadas en la dieta contribuye a mantener niveles normales de colesterol sanguíneo) [90]. Existe un buscador para poder localizarlas en la página de la Agencia Española de Seguridad Alimentaria y Nutrición (AESAN)[91]. Estas no pueden aparecer en cualquier alimento, sino que se debe demostrar científicamente que esto es así. EFSA realiza una evaluación de la evidencia científica y posteriormente debe ser aprobado y autorizado por la CE mediante su publicación (junto con las condiciones de usos y restricciones si las hubiera) en el Diario Oficial de la Unión Europea[24].

En el caso en particular que resulta de interés para esta guía, cabe mencionar que se han aprobado dos declaraciones de propiedades saludables referidas a sustitutos del azúcar, como determinados edulcorantes y ciertos hidratos de carbono: sustitutos del azúcar, es decir, edulcorantes intensos; xilitol, sorbitol, manitol, maltitol, lactitol, isomaltosa, eritritol, sucralosa y polidextrosa; D-tagatosa e isomaltulosa. En este caso la declaración de propiedad saludable aprobada es: el consumo de alimentos o bebidas que contengan <nombre del sustituto del azúcar> en lugar de azúcar (en el caso de la D-tagatosa y la isomaltulosa, léase «otros azúcares») provoca un **menor aumento de la glucosa en sangre** después de su ingestión en comparación con los alimentos o bebidas que llevan azúcar. Además, para incluir esta declaración se deben cumplir estas condiciones: deben reemplazarse los azúcares de alimentos o bebidas con sustitutos del azúcar, es decir, edulcorantes intensos; xilitol, sorbitol, manitol, maltitol, lactitol, isomaltosa, eritritol, sucralosa y polidextrosa; o bien una combinación de los mismos, de manera que los alimentos o las bebidas contengan cantidades reducidas de azúcares, que se ajusten como mínimo a la proporción indicada en la declaración CONTENIDO REDUCIDO DE [NOMBRE DEL NUTRIENTE] que figura en el anexo del Reglamento (CE) n° 1924/2006[92] o en el caso de la D-tagatosa y la isomaltulosa, deben sustituir a cantidades equivalentes de otros azúcares en la proporción indicada en la declaración CONTENIDO REDUCIDO DE [NOMBRE DEL NUTRIENTE] que figura en el anexo del Reglamento (CE) no 24/2006.

También se ha aprobado para: los sustitutos del azúcar, es decir, edulcorantes (xilitol, sorbitol, manitol, maltitol, lactitol, isomaltosa, eritritol, sucralosa y polidextrosa) e hidratos de carbono (D-tagatosa e isomaltulosa), la siguiente declaración de propiedad saludable: el consumo de alimentos o bebidas que contengan <nombre del sustituto del azúcar> en lugar de azúcar (en el caso de la D-tagatosa y la isomaltulosa, léase «otros azúcares») ayuda a **mantener la mineralización de los dientes.** Para que un producto pueda llevar esta declaración, deben reemplazarse los azúcares de alimentos o bebidas (que reduzcan el pH de la placa dental por debajo del 5,7) con sustitutos del azúcar, es decir, edulcorantes (xilitol, sorbitol, manitol, maltitol, lactitol, isomaltosa, eritritol, sucralosa y polidextrosa) e hidratos de carbono (D-tagatosa e isomaltulosa), o bien una combinación de los mismos, en cantidades tales que el consumo de dichos alimentos o bebidas no disminuya el pH de la placa a menos de 5,7 durante la ingestión ni en los 30 minutos posteriores.

En el caso de una declaración relativa a la reducción de riesgo de enfermedad, para la goma de mascar edulcorada con 100 % de xilitol, se ha aprobado: se ha demostrado que la goma de mascar edulcorada con 100 % de xilitol **reduce la placa dental.** Un contenido/nivel elevado de placa dental constituye un factor de riesgo en el desarrollo de caries en los niños. En este caso la condición de uso de la declaración es: información al consumidor de que el efecto beneficioso se obtiene con una ingesta mínima de 2-3 g de goma de mascar edulcorada con 100 % de xilitol 3 veces al día después de las comidas.

Contraindicaciones potenciales y reales

Aspartamo-fenilcetonuria

La fenilcetonuria es una alteración genética, poco habitual, que impide que el cuerpo convierta el aminoácido fenilalanina (molécula que forma parte de muchas proteínas) en tirosina (figura 8). Esto se debe a que las personas con fenilcetonuria no tienen el enzima que se encarga de esta conversión, por lo que la fenilalanina se acumula en el cuerpo, provocando diversos problemas de salud como convulsiones, náuseas, problemas en la piel o retraso mental entre otros.

Para evitar dichos problemas las personas que padecen fenilcetonuria deben seguir una dieta baja en el aminoácido fenilalanina. Para ello se debe restringir la ingesta de carne, pescado, lácteos, huevos y otros alimentos que contengan este aminoácido. Esta fuente de proteínas es sustituida por otra de fórmula en el caso de los niños (sin fenilalanina). La ingesta de legumbres y frutos secos se debe controlar mientras que la de frutas y verduras se debe potenciar.

Ahora bien, ¿qué tiene que ver esto con los edulcorantes?

Persona sin fenilcetonuria

Fenilalanina ⟶ Tirosina

Persona con fenilcetonuria

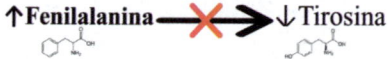

↑Fenilalanina ⟶✗⟶ ↓Tirosina

Figura 8.
*Transformación de la fenilalanina en paciente
sin y con fenilcetonuria.*

Los alimentos y otros productos como las bebidas, los caramelos o los chicles que contengan el edulcorante aspartamo, se deben evitar en personas con fenilcetonuria, ya que el aspartamo está formado por 2 aminoácidos: fenilalanina y ácido aspartámico. En cambio, otros edulcorantes similares como el advantamo, el neotamo o el alitamo no liberan fenilalanina y, por lo tanto, sí pueden ser empleados en personas con fenilcetonuria.

Intolerancia al sorbitol

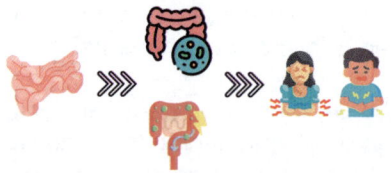

La intolerancia o malabsorción del sorbitol, es una enfermedad poco estudiada y poco diagnosticada y de la que, por lo tanto, se conoce muy poco.

La absorción intestinal de sorbitol es lenta e incompleta y se relaciona con la concentración del polialcohol, es decir, cuanto más hay menos porcentaje se absorbe, porque la capacidad de absorción es limitada. Se ha observado que la ingesta simultánea de sorbitol y fructosa empeora la absorción del sorbitol, incluso en sujetos sin intolerancias alimentarias[93-95].

En caso de existir problemas de absorción se debe limitar la ingesta de alimentos naturalmente ricos en sorbitol, como algunas frutas, hasta un nivel que no produzca síntomas. Además, se debe evitar ingerir conjuntamente alimentos ricos en este polialcohol con alimentos ricos en fructosa. En lo que respecta a los productos edulcorados con sorbitol (como chicles o gominolas), dado que la cantidad de polialcohol que presentan es mayor que la de los alimentos que lo contienen de forma natural, deben ser eliminados.

Efectos gastrointestinales de los polialcoholes

La ingesta de pequeñas cantidades de polialcoholes, en general, es bien tolerada. Sin embargo, a dosis elevadas suelen generar alteraciones gastrointestinales que pueden ser más o menos frecuentes, dependiendo en gran parte de las características del polialcohol y de la dosis a la que se emplee. Su efecto a nivel gastrointestinal viene determinado por: a) su grado de absorción intestinal, b) su susceptibilidad a ser fermentado por la microbiota del colon (producción de gas) y c) su efecto osmótico (capacidad de retener agua y por tanto arrastrarla, generando un efecto laxante).

Las alteraciones gastrointestinales incluyen principalmente flatulencia y, por tanto, en ocasiones distensión abdominal, efecto laxante y dolor abdominal. Además, existe una gran variabilidad entre las personas a la tolerancia a los polialcoholes. Esto viene determinado en gran parte por la capacidad que presenta cada individuo de absorber los polialcoholes en el intestino y la velocidad del tránsito intestinal.

Hasta el momento, no hay ningún estudio que compare los efectos adversos a nivel gastrointestinal de los distintos polialcoholes, por lo que es difícil determinar cuál ejerce mayor o menor efecto[96]. El grado de absorción intestinal de los polialcoholes es aproximadamente del 90 % para el eritritol, del 50 % para el xilitol, del 40 % para el maltitol, del 25 % para el sorbitol y manitol, del 10 % para el isomaltitol y del 2 % para el lactitol (ver Tabla 6). Ateniendo a estos porcentajes, el eritritol, al absorberse casi por completo, es el único polialcohol que no suele generar sintomatología.

Por otro lado, en general, los polialcoholes no actúan como laxantes si su consumo diario, procedente de todas las fuentes (alimentos, como edulcorante, etc), es inferior a 20 g, aunque esta cantidad puede variar en función de la persona y del polialcohol. En este contexto, es importante señalar que cuando un producto contiene más de un 10 % de edulcorante añadido, en su etiqueta debe aparecer el siguiente mensaje: **un consumo excesivo puede producir efectos laxantes**[3].

Además de los efectos laxantes y la flatulencia, también pueden causar otra sintomatología a nivel gastrointestinal como náuseas y vómitos.

Alteración de la microbiota intestinal

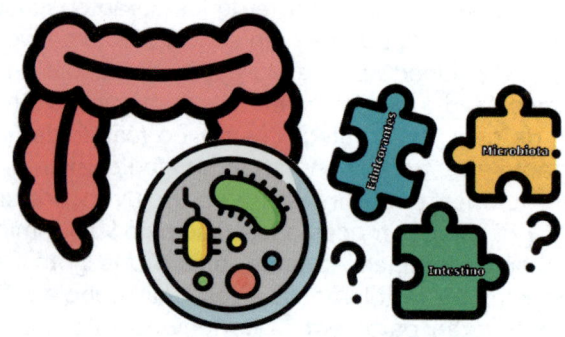

Son bastantes las veces que podemos llegar a oír en la calle que el consumo de edulcorantes se relaciona directamente con un empobrecimiento de la microbiota intestinal, pero, ¿qué dice la evidencia científica sobre esto?

En primer lugar, es importante señalar que hoy en día aún no está bien definido cómo debería ser una microbiota saludable, ni siquiera si esta debería ser igual para todos. También es importante mencionar que es muy difícil de estudiar en humanos ya que sobre ella influyen numerosos factores como la ansiedad, el sueño, la alimentación o la actividad física entre otros y, por lo tanto, es difícil saber si los efectos se deben al consumo del edulcorante únicamente o no. Además, la mayor parte de los estudios se han realizado en roedores, no en humanos, por lo que los resultados obtenidos no son completamente extrapolables a las personas.

Hasta el momento, varios estudios sugieren que el consumo de los edulcorantes sacarina, glucósidos de esteviol y ciclamato sí podrían tener un efecto negativo sobre la microbiota intestinal. No obstante, son pocos los estudios que existen por el momento para poder dar una afirmación sobre los efectos de estos edulcorantes. En el caso de la sacarina, a pesar de que parece que la mayor parte de la cantidad ingerida (entorno al 85 %) es absorbida, se ha observado que grandes concentraciones de sacarina podrían alterar la composición de la microbiota intestinal[97]. En todo caso, si hay algún edulcorante que podría tener un efecto sobre la microbiota serían la sucralosa y la sacarina[57].

En cuanto a los glucósidos de esteviol, un estudio realizado en ratas sugirió que uno de los dos principales glucósidos, el rebaudiósido A, podría perjudicar el estado de la microbiota intestinal de las ratas[98], lo cual se encuentra en consonancia con otro estudio realizado en humanos en el cual, comparando este edulcorante con la glucosa, se observó que los glucósidos de esteviol podrían provocar una ligera alteración en la composición de la microbiota humana[67].

En el caso del ciclamato, en un estudio *in vitro* se observó que el tratamiento con este edulcorante redujo la cantidad de ácidos grasos de cadena corta sintetizados por la microbiota intestinal y el número de microorganismos, excepto por un incremento en el género bacteriano de *Bifidobacterium* (grupo beneficioso para la salud intestinal). También se observó un cambio en la relación ácido butírico/propiónico, que son ácidos grasos de cadena corta producidos por las bacterias, por lo que se piensa que el consumo de ciclamato podría afectar a la composición de la microbiota; sin embargo, no son resultados concluyentes[99].

Por otro lado, en el caso de la sucralosa, sabemos que en gran medida llega al colon sin ser metabolizada, lo que podría encajar con tener un posible efecto en la microbiota intestinal. No obstante, se ha visto que aproximadamente entre un 94 y 99 % de la sucralosa es recuperada en las heces, lo que podría descartar el metabolismo microbiano. No obstante, todavía es escasa la evidencia que tenemos al respecto[89].

En el caso de otros edulcorantes como el aspartamo o el acesulfamo K, la evidencia hasta el momento parece sugerir que la cantidad de estos que llega intacta al colon es despreciable debido a su rápida absorción y excreción, por lo que en principio no podría tener un efecto directo sobre la microbiota intestinal, aunque tampoco lo podríamos descartar[100, 101].

Resumiendo, pese a que existen algunos estudios sobre los posibles efectos de algunos edulcorantes sobre la microbiota intestinal, no tenemos evidencia suficiente para atribuir a los edulcorantes un efecto negativo sobre la ella.

Embarazo

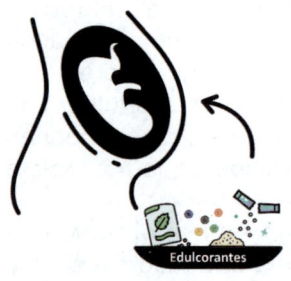

Poco o nada se habla del uso de edulcorantes durante el embarazo, si son o no recomendables, o si pueden o no causar daño tanto al feto como a la madre. Recordemos que estos compuestos, como sucede con los nutrientes y con otras muchas sustancias (hormonas, fármacos, tóxicos, etc.) son capaces de atravesar la placenta. Hasta la fecha, no existen evidencias científicas que prohiban su uso, por tanto, en los envases de los edulcorantes no aparece ningún símbolo o anotación que indique nada al respecto.

No obstante, muchos comités de expertos en obstetricia de diversos países han debatido y siguen debatiendo este tema, debido a que la evidencia científica disponible es limitada. Hasta el momento, parece ser que el uso de **edulcorantes calóricos** en la mujer embarazada no presenta mayores problemas que los propios de la mujer no embarazada citados en el apartado *Contraindicaciones reales y potenciales* (por ejemplo, la mujer con fenilcetonuria debe evitar siempre, embarazada o no, el aspartamo). Sin embargo, algunos **edulcorantes no calóricos** parecen no ser tan inocuos, por lo que esos comités de expertos, hasta la fecha, han llegado a las siguientes conclusiones[102, 103]:

- El uso de sacarina durante el embarazo, debido a que la eliminación fetal parece ser más lenta que la materna, podría sugerir que una ingesta repetida por parte de la madre daría lugar a una acumulación fetal de este edulcorante. No obstante, hasta el momento no se han encontrado efectos negativos al respecto ni con dosis superiores a las recomendadas.
- La hoja entera, los extractos crudos o las infusiones de estevia (no los esteviósidos purificados) no han sido aprobados para su uso en el embarazo y podrían contener sustancias medicinales o potencialmente tóxicas para el binomio madre-feto.

Por tanto, exceptuando los mencionados, el uso del resto de los edulcorantes no calóricos aprobados se considera seguro durante el embarazo, siempre y cuando se consuman con moderación, es decir, adhiriéndose a los niveles de IDA de cada uno de ellos. Estos datos se resumen en la siguiente tabla, adaptada de *Cavagnari, 2020(102):*

Tabla 7.
Edulcorantes no calóricos: IDA y recomendaciones de consumo durante el embarazo[102, 104].

Edulcorante no calórico	IDA (mg/kg de peso/día)	Recomendaciones de consumo durante el embarazo
Acesulfamo K	9	Aceptable dentro de la IDA.
Aspartamo	40	Aceptable dentro de la IDA.
Ciclamato	7	Aceptable dentro de la IDA.
Estevia (glucósidos de esteviol)	4*	Aceptable dentro de la IDA. No se recomienda el consumo de hojas crudas ni sus infusiones o extractos.
Sacarina	5	Aceptable dentro de la IDA.
Sucralosa	15	Aceptable dentro de la IDA.

*Expresada en «equivalentes de esteviol» (cantidad de esteviol producido por cada glucósido de esteviol tras su hidrólisis), dado que todos los glucósidos de esteviol se metabolizan a esteviol como producto metabólico final común.

Lactancia

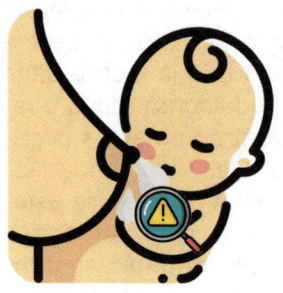

Al igual que sucede con el embarazo, poco se sabe sobre los efectos del empleo de edulcorantes por parte de la madre lactante sobre la salud del niño lactante. De hecho, sólo se han estudiado algunos edulcorantes.

Se sabe que algunos edulcorantes no nutritivos, como el aspartamo, no llegan a la leche materna. En este caso se debe a que el aspartamo se hidroliza (se rompe) en el tracto digestivo de la madre en sus dos componentes, ácido aspártico y fenilalanina, que sí pasan a la leche, aunque en cantidades similares a las que llegan tras la digestión de las proteínas de la dieta por parte de la madre, y metanol también, pero en cantidades bajísimas.

Sin embargo, algunos de ellos sí son detectables en la leche materna. Tal es el caso de la sacarina, la sucralosa y el acesulfamo K, aunque normalmente la concentración que alcanzan en la leche está varios niveles por debajo de la IDA, por lo que no se cree que tenga efectos nocivos sobre el bebé.

Lo que sí preocupa de la presencia de los edulcorantes en la leche materna es que podrían aumentar el **dulzor** de la misma, lo que podría fomentar la predilección del lactante por el sabor dulce y, a la larga, inducir al niño mayor a que consuma dulces en exceso, lo que, a su vez, podría influir negativamente en su salud. Sin embargo, normalmente, los niveles de edulcorantes detectados en la leche de madres que los ingirieren son muy inferiores a los niveles de detección de sabor dulce y, puesto que la leche materna ya de por sí es dulce porque contiene aproximadamente un 7 % de lactosa, las cantidades mínimas de edulcorantes no calóricos encontradas probablemente no lleguen a generar modificaciones en el umbral del dulzor[102].

Un caso excepcional es la **sucralosa**. Este edulcorante se concentra en la leche en cantidad suficiente como para modificar su dulzor. No obstante, dada su baja absorción, ésta probablemnte no alcance el torrente circulatorio del bebé o lo haga en cantidades muy bajas. Tal y como sucede con los adultos, la sucralosa podría alterar la microbiota del bebé, con consecuencias hasta ahora no establecidas en seres humanos, pero sí en roedores (en ratones lactantes se observó un aumento significativo de los *firmicutes* y una disminución sorprendente de *Akkermansia muciniphila*, siendo éstas alteraciones similares a las del microbioma en humanos que se han relacionado con enfermedades metabólicas y obesidad[105].

Ante la duda de si un edulcorante o compuesto se puede emplear o no durante la lactancia se puede consultar la página web de e-lactancia (www.e-lactancia.org/).

Infancia

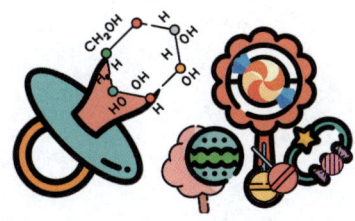

Durante la infancia el organismo no está maduro y, por lo tanto, en ocasiones no funciona como en el adulto. No obstante, el consumo de edulcorantes, salvo contraindicación expresa, son seguros.

En este colectivo es especialmente importante limitar el consumo de azúcares añadidos desde el punto de vista de la salud. No obstante, especialmente en estas edades el consumo de edulcorantes tampoco es conveniente, ya que aunque a las IDAs indicadas son seguros, por un lado pueden producir algunas alteraciones a nivel metabólico ya comentadas anteriormente, y por otro lado, debido a que se acostumbra el paladar al sabor dulce intenso que poseen[106, 107], podrían generar un efecto negativo a largo plazo.

Por lo tanto, dado que los edulcorantes no son imprescindibles, y sus efectos a largo plazo no han sido estudiados, tal vez la recomendación más adecuada sería no emplearalos en esta edad y, si se hace, de forma muy esporádica.

En el caso de las fórmulas lácteas y preparados infantiles (hasta los tres años de edad) está prohibido el uso de edulcorantes por la UE, por lo que no supone ningún problema en este contexto. En el caso de los procesados, alimentos en los que se encuentran muy presentes, cabe recordar que estos tengan edulcorantes o azúcares no son saludables y, por lo tanto, su recomendación no está justificada.

Mitos y controversias

¿Son tan malos los edulcorantes como se dice?

No, los edulcorantes no tienen por qué tener efectos negativos, siempre y cuando no estén contraindicados como el sorbitol en personas con intolerancia al sorbitol o el aspartamo en personas con fenilcetonuria.

Ahora bien, abusar de ellos tampoco es bueno ya que los estudios sobre su seguridad se han realizado a dosis moderadas, aunque la IDA es un umbral de seguridad 100 veces inferior al NOAEL y por lo tanto no se sabe, o no se sabe bien, qué ocurre si se consumen en cantidades elevadas y durante mucho tiempo. Así mismo, es importante mencionar que en la UE los edulcorantes están en continua revisión y en caso de que la EFSA encuentre indicios de que estos puedan ser perjudiciales, su empleo se vería suspendido inmediatamente por aplicación del principio de precaución o cautela que está aprobado su uso desde el año 2002[108], cuando se crea la Autoridad Europea de Seguridad Alimentaria y se fijan procedimientos relativos a la seguridad alimentaria, que se publican en el Diario Oficial de las Comunidades Europeas, 31 (1 de febrero de 2002). Además, su empleo puede inducir a engaño, es decir pueden darse casos en los que se ingieran alimentos malsanos solo por no tener azúcar que pueden desplazar el consumo de otros alimentos de mayor interés.

En definitiva, no se debe abusar de los edulcorantes (ni de los azúcares) pero tampoco se les debe «demonizar».

Sacarina y cáncer

A raíz de un estudio realizado en roedores en la década de los 70, en el que relacionó el consumo de sacarina con una mayor incidencia de cáncer de vejiga, las alarmas saltaron. Este hecho le llevó a ser considerada como una sustancia cancerígena y, por consiguiente, su consumo fue prohibido en múltiples países como Canadá. Sin embargo las dosis o cantidad empleada de sacarina en dichos estudios estaba muy alejada de lo que un ser humano consume. Además, los estudios en humanos no han encontrado tales efectos. De hecho la sacarina es uno de los edulcorantes más estudiados y se ha demostrado que no produce cáncer. Por este motivo, en la actualidad, no se considera un compuesto cancerígeno y su consumo está autorizado.

Aspartamo y cáncer

La Agencia Internacional para la Investigación del Cáncer (IARC), en el año 2023 clasificó el aspartamo como «posiblemente cancerígeno para los humanos» tras establecer que hay «evidencia limitada» sobre su carcinogenicidad en los seres humanos. Los medios de comunicación se hicieron eco de esta noticia y saltaron las alarmas entre la población.

Así mismo, el director de la OMS indicó: «Las evaluaciones del aspartamo han revelado que, si bien la inocuidad no preocupa de forma destacada en las dosis de consumo habitual de este producto, se han descrito posibles efectos que deben investigarse en más estudios y de mejor calidad». Sin embargo, no han retirado el aspartamo del mercado ni han modificado la IDA previamente establecida (0–40 mg/kg de peso/día) ya que, dentro de este rango, según sus declaraciones, resulta ser seguro.

Es decir, por un lado, indican que es un posible cancerígeno y por otro lado no consideran necesario ni evitar ni reducir su ingesta, tampoco evitar su consumo por colectivos vulnerables como pueden ser los niños. Por lo tanto, parece que de momento no hay por qué alarmarse ya que parece que a la dosis actual no hay problemas de seguridad. No obstante, se necesita realizar investigaciones adicionales con el fin de esclarecer con mayor certeza si realmente el aspartamo puede ser un carcinógeno, y si es así a qué dosis.

No obstante, posteriormente, tanto el *Codex alimentarius*, como la JECFA, así como todas las Autoridades de Seguridad Alimentaria a nivel mundial, no han cambiado ni modificado la IDA para el aspartamo, ya que han puesto de manifiesto que la propia OMS ha indicado que los estudios en los que se ha basado suponen una reducida evidencia científica y no son contundentes.

Eritritol y riesgo cardiovascular

Un estudio publicado recientemente reveló que el consumo del edulcorante eritritol podría asociarse con un aumento en el riesgo de padecer enfermedades cardiovasculares[54]. Esta investigación provocó cierta controversia en el campo de la nutrición ya que, en la opinión de varios investigadores, el diseño experimental de la investigación podría presentar ciertas limitaciones, por lo que no se le podría atribuir al eritritol, por el momento, efectos negativos sobre la salud. De hecho, la principal y más importante limitación de este estudio es que fue realizado con unas concentracciones de eritritol que nunca se alcanzarían con un consumo normal de alimentos y bebidas que lo contengan en la dieta, por lo que las conclusiones del mismo son muy cuestionables.

Los resultados obtenidos en ese estudio parecen interpretarse de manera que el consumo de eritritol, por una parte, podría conducir a un riesgo significativamente mayor de padecer eventos cardiovasculares como muerte, *ictus* no mortal o infarto no mortal, y por otra parte, podría favorecer la formación de trombos sanguíneos. Sin embargo, varios investigadores han señalado algunas otras limitaciones en el estudio, como puede ser que la gran mayoría de pacientes incluidos en el mismo no fueron sujetos sanos, sino personas con problemas cardiovasculares previos o con múltiples factores de riesgo cardiovascular. Por lo tanto, los resultados obtenidos en este estudio no confirman una asociación directa entre el consumo de eritritol y el riesgo cardiovascular. A día de hoy, son necesarios más estudios para determinar cuáles son los efectos a largo plazo del eritritol en la salud cardiovascular, y no existe, por el momento, evidencia científica suficiente para considerar el consumo de eritritol peligroso, ni para extrapolar esas conclusiones al resto de edulcorantes aparte del eritritol. Recientemente la EFSA ha publicado su posicionamiento sobre la revaluación del eritritol, concluyendo, por la evidencia científica, que no hay que cambiar su IDA para la UE y que se mantienen las condiciones de aprobación y autorización ya establecidas para todo el territorio de la UE[109].

Anexos

a. Edulcorantes no admitidos por la UE pero sí por otros países y organismos

Existen muchos edulcorantes no autorizados por la UE (porque su seguridad todavía no ha sido evaluada), pero sí autorizados por otros países y organismos, o incluso utilizada sin autorización ni denegación (porque no existe legislación al respecto) en algunas gastronomías tradicionales asiáticas y africanas. Por tanto, al no estar admitidos en la UE, no tienen nº E ni sus IDAs están establecidas en Europa, aunque sí lo están en muchos de los países en los que están admitidos. A modo de ejemplos:

- **Alulosa** o **psicosa**: Es un monosacárido cetónico (similar a la fructosa) que se encuentra de forma natural, aunque escasa, en muchos alimentos (higos, uvas pasas, jarabe de arce, maíz, etc.). Aunque en la UE todavía no está autorizada como aditivo alimentario, sí lo está en EE.UU., México, etc., con una IDA de hasta 500 mg/kg de peso/día. Su dulzor no es muy elevado (70 % del de la sacarosa), aporta sólo 0,4 kcal/g porque apenas se metaboliza, y su IG es nulo.

– **Glicirriza** o **glicirricina:** La glicirricina o ácido glicirrícico es un edulcorante obtenido a partir de las raíces o del rizoma de la planta *Glycyrrhiza glabra* (figura 9).

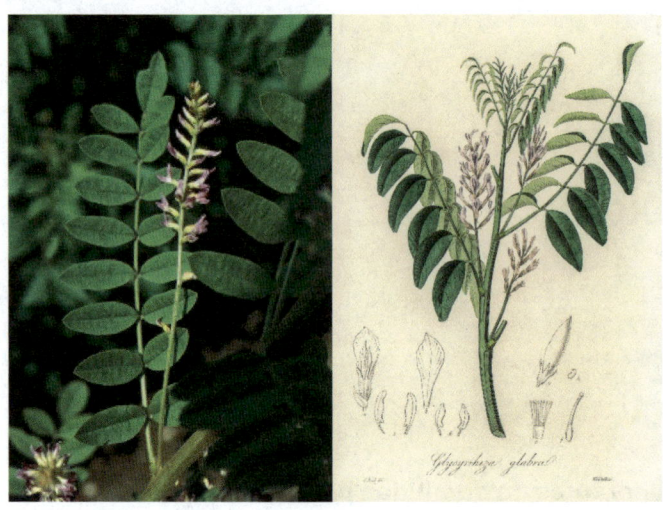

Figura 9.
Plantas de Glycyrrhiza glabra, *de la que se extrae la glicirricina.*

En la UE no está aceptado como edulcorante aunque tenga Código E (E 958), puesto que no se ha incluido su aprobación y autorización en el Reglamento 1333/2008[2]. No obstante, su IDA es de 100 mg/kg de peso/día y, en comparación con la sacarosa, es entre 50 y 100 veces más dulce[110].

Debido a la ausencia de información sobre su seguridad, la EFSA cree prudente considerar la glicirricina como un posible irritante de piel, ojos y vías respiratorias, pero no perjudicial por vía oral. Además, algunos estudios realizados en heces de humanos sugieren que la glicirricina podría tener un efecto beneficioso en la salud, debido a que la microbiota intestinal podría transformar la glicirricina en sus metabolitos bioactivos, que son compuestos beneficiosos para la salud[32].

– **Miraculina**: Es una glucoproteína que se extrae del fruto de la planta africana *Synsepalum dulcificum* (figura 10).

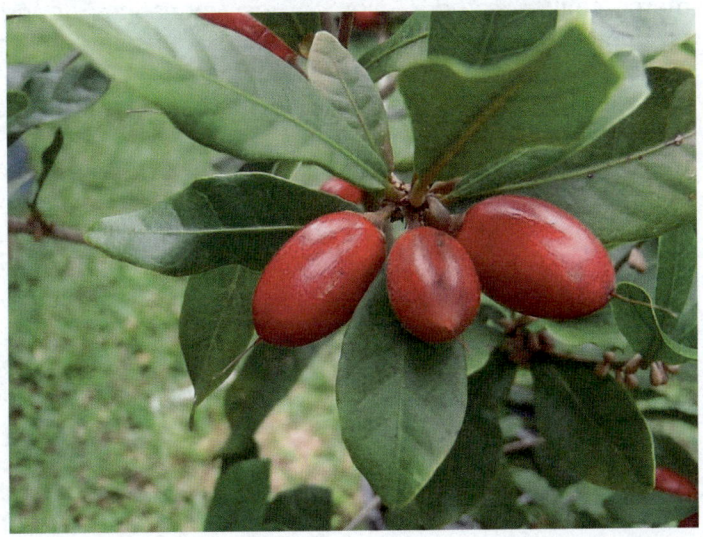

Figura 10.
Fruto de Synsepalum dulcificum, de los que se extrae la miraculina.

Aporta 0 kcal/g y su IG es nulo. No tiene un poder endulzante concreto porque realmente no es un edulcorante, aunque sí es capaz de **otorgar dulzor** porque tiene la cualidad de modificar el sabor **ácido** y **amargo** de los alimentos en sabor **dulce**, una vez entra en contacto con las papilas gustativas de la boca, es decir, «engaña», y parece ser que lo hace interaccionando fuertemente con los receptores del sabor dulce.

Aunque la proteína aislada no está admitida como edulcorante en la UE ni en EE.UU., sí lo está en Japón. En la UE está autorizado el empleo de los frutos desecados de los que se extrae como *novel food*, con una ingesta máxima de 0,7 g/día, con destino a la población adulta en general, excepto las mujeres embarazadas y lactantes[111].

- **Monatina** o **arruva:** Es un edulcorante natural de alta intensidad aislado de la raíz de la planta *Sclerochiton ilicifolius*, natural de Sudáfrica. Químicamente, se trata de varios isómeros similares, todos ellos con características de indol, y no contienen carbohidratos o azúcares. Por tanto, no aporta calorías y su IG es nulo. Puede llegar a ser 3.000 veces más dulce que la sacarosa, según el isómero. No está autorizada ni en la UE ni en EE.UU.
- **Luo Han Guo:** La fruta del monje o Luo Han Guo es un edulcorante obtenido a partir del fruto de la planta *Siraitia grosvenori*. Actualmente no está aceptado en la UE, por lo que no tiene una IDA establecida. Obtiene su poder endulzante de los mogrósidos (glucósidos de derivados del cucurbitano) que contiene. Aporta 0 kcal/g, su IG es nulo y el poder endulzante de sus extractos es unas 250 veces mayor que el de la sacarosa. Se ha estudiado la estabilidad del edulcorante aislado y se ha considerado estable a más de 100 °C, aunque no se ha estudiado en un alimento[112].
- **Brazeína:** La brazeína es un edulcorante de naturaleza proteica obtenido a partir del fruto de la planta *Pentadiplandra brazzeana* (como la pentadina). Actualmente no está aceptado en la UE, por lo que no tiene una IDA establecida. Es 2.000 veces más dulce que la sacarosa[113], su IG es nulo, es estable a temperaturas altas (80 °C durante 4 horas) y su solubilidad alcanza los 50 mg/ml. Se puede usar como potenciador del sabor de bebidas con ácido cítrico para disminuir el sabor secundario de otros edulcorantes como el esteviósido o el aspartamo[113].
- **Curculina** o **neoculina:** Es una proteína dulce que se encuentra en la fruta de *Curculingo latifolia*, una planta originaria de Malasia. Aunque no está autorizada en la UE, ni en EE.UU., sí lo está en Japón. Aporta 0 kcal/g, y su IG es nulo, y puede llegar a ser hasta 500 veces más dulce que la sacarosa.
- **Monelina:** La monelina es un edulcorante de naturaleza proteica obtenido a partir del fruto o de las hojas del arbusto de bayas de *Dioscoreophyllum cumminsii*, comúnmente conocido como serendipia. Actualmente no está aceptado en la UE, por lo que no tiene una IDA establecida, aunque sí está autorizado en Japón. Es 3.000 veces más dulce que la sacarosa, su IG

es nulo y a temperaturas más altas de 50 °C se desnaturaliza y pierde su dulzor[114]. Por el momento, no hay ningún estudio que evidencie un posible efecto beneficioso o perjudicial de la monelina en la composición de la microbiota[32].

- **Pentadina**: La pentadina es un edulcorante de naturaleza proteica obtenido a de la pulpa de la semilla de la planta *Pentadiplandra brazzeana*. Actualmente no está aceptado en la UE, por lo que no tiene una IDA establecida. Su dulzor es 500 veces mayor a la sacarosa y conserva su sabor incluso a 100 °C durante 5 horas[115]. Aporta 4 kcal/g, se considera una molécula estable gracias a los enlaces disulfuro que la forman y por el momento no se tiene información sobre la seguridad en su consumo alimentario.

- **Mabinlinas**: Son una serie de proteínas dulces que se extraen de la semilla de la planta conocida como *mabinlang* (*Capparis masaikai Levl.*), originaria de China. Como la mayoría de proteínas dulces, todavía no está autorizada ni clasificada como aditivo alimentario ni en Europa ni en EE.UU., por lo que su IDA no ha sido establecida. Tienen un dulzor entre 100–400 veces el de la sacarosa y un IG nulo.

b. Edulcorantes prohibidos o en revisión

- **Acetato de plomo:** Fue uno de los edulcorantes más antiguos, pues ya lo utilizaban los romanos, por lo menos antes del año 2000 a.C., como sustituto del azúcar (y conservante) tanto en vinos como en alimentos. Sin embargo, actualmente está absolutamente prohibido debido a la toxicidad del plomo, un mineral que se acumula en el organismo y produce la enfermedad denominada «saturnismo», que puede ser mortal.
- **Alitamo:** Se trata de un edulcorante sintético de los llamados «de nueva generación», desarrollado a principios de la década de los 80. Químicamente es un dipéptido que contiene ácido aspártico y alanina. Es unas 2.000 veces más dulce que la sacarosa, y no tiene regusto. Aporta 0 kcal/g y tiene un IG nulo. A diferencia del aspartamo, el alitamo no contiene fenilalanina, por lo que puede ser utilizado por personas con fenilcetonuria. El alitamo ha sido aprobado para su uso en México, Chile, Colombia, Indonesia, Australia, Nueva Zelanda y China, pero todavía no en la UE ni en EE.UU. por falta de estudios de seguridad a largo plazo, aunque ya tiene código E (E 956).

c. Principales características de los edulcorantes en comparación con la sacarosa

Tabla 8.
Poder endulzante e IDA de la sacarosa y de los edulcorantes autorizados por la UE no-polialcoholes en comparación con el azúcar (sacarosa).

Nombre	Código E	Poder endulzante relativo a la sacarosa	IDA (mg/kg de peso/día)
Sacarosa	–	1	–
Acesulfamo K	E 950	150–200	9
Aspartamo	E 951	200	40
Ciclamatos	E 952	30–50	7
Sacarina y sus sales	E 954	300–400	5
Sucralosa	E 955	600	15
Taumatina	E 957	2.000–3.000	n.d.
NHDC	E 959	250–1.800	20
Glucósidos de esteviol	E 960	250	4*
Neotamo	E 961	7.000–13.000	2
Sal de aspartamo y acesulfamo	E 962	350	20
Advantamo	E 969	37.000	5

n.d.: No Definida.

*Expresada en «equivalentes de esteviol» (cantidad de esteviol producido por cada glucósido de esteviol tras su hidrólisis), dado que todos los glucósidos de esteviol se metabolizan a esteviol como producto metabólico final común.

Bibliografía

1. Reglamento (UE) N° 2015/2283 del Parlamento Europeo y del Consejo, de 25 de noviembre de 2015, relativo a los nuevos alimentos, por el que se modifica el Reglamento (UE) n° 1169/2011 del Parlamento Europeo y del Consejo y se derogan el Reglamento (CE) n° 258/97 del Parlamento Europeo y del Consejo y el Reglamento (CE) n° 1852/2001 de la Comisión. Diario Oficial de la Unión Europea, 327, (11 de diciembre de 2015).

2. Reglamento (CE) N° 1333/2008 del Parlamento Europeo y del Consejo, de 16 de diciembre de 2008, sobre aditivos alimentarios. Diario Oficial de la Unión Europea, 354, (31 de diciembre de 2008).

3. Reglamento (UE) N° 1169/2011 del Parlamento Europeo y del Consejo, de 25 de octubre de 2011, sobre la información alimentaria facilitada al consumidor y por el que se modifican los Reglamentos (CE) n° 1924/2006 y (CE) n° 1925/2006 del Parlamento Europeo y del Consejo, y por el que se derogan la Directiva 87/250/CEE de la Comisión, la Directiva 90/496/CEE del Consejo, la Directiva 1999/10/CE de la Comisión, la Directiva 2000/13/CE del Parlamento Europeo y del Consejo, las Directivas 2002/67/CE, y 2008/5/CE de la Comisión, y el Reglamento (CE) n° 608/2004 de la Comisión. Diario Oficial de la Unión Europea, 304, (22 de noviembre de 2011).

4. Real Decreto 1052/2003, de 1 de agosto, por el que se aprueba la Reglamentación técnico-sanitaria sobre determinados azúcares destinados a la alimentación humana. Boletín Oficial del Estado, 184, (2 de agosto de 2003).

5. Comisión Europea. Azúcar. Disponible en: https://agriculture.ec.europa.eu/ farming/crop-productions-and-plant-based-products/sugar_es#:~:text=Do-cumentos-,Panorama%20general,ca%C3%B1a%20supone%20el%2080%20 %25%20restante

6. European Food Safety Authority. Consumo de azúcar y problemas de salud. Disponible en: https://www.efsa.europa.eu/sites/default/files/2021-07/Sugar_infographic_multilingual_ES.pdf

7. Real Decreto 1049/2003, de 1 de agosto, por el que se aprueba la Norma de calidad relativa a la miel. Boletín Oficial del Estado, 186, (5 de agosto de 2003).

8. Moreiras O, Carbajal, Á, Cabrera L y Cuadrado C. Tabla de composición de alimentos. 16 edPirámide:2013.

9. The European Food Information Council. Jarabe de glucosa y fructosa: ¿cómo se produce? (Infografía).

   Disponible en: https://www.eufic.org/es/produccion-de-alimentos/articulo/jarabe-de-glucosa-y-fructosa-como-se-produce-infografia/

10. Helstad S. Corn Sweeteners. Oxford2019.

11. Gil Á, Urrialde R, Varela-Moreiras G. [Position statement on the definition of added sugars and their declaration on the labelling of foodstuffs in Spain]. Nutr Hosp. 2021;38(3):645-60.

12. Bidwell AJ. Chronic Fructose Ingestion as a Major Health Concern: Is a Sedentary Lifestyle Making It Worse? A Review. Nutrients. 2017;9(6).

13. Malik VS, Hu FB. Fructose and Cardiometabolic Health: What the Evidence From Sugar-Sweetened Beverages Tells Us. J Am Coll Cardiol. 2015;66(14):1615-24.

14. Jung S, Bae H, Song WS, Jang C. Dietary Fructose and Fructose-Induced Pathologies. Annu Rev Nutr. 2022;42:45-66.

15. ADACHI S. Formation of lactulose and tagatose from lactose in strongly heated milk. Nature. 1958;181(4612):840-1.

16. Choi JH, Chung SJ. Sweetness potency and sweetness synergism of sweeteners in milk and coffee systems. Food Res Int. 2015;74:168-76.

17. Roy S, Chikkerur J, Roy SC, Dhali A, Kolte AP, Sridhar M, et al. Tagatose as a Potential Nutraceutical: Production, Properties, Biological Roles, and Applications. J Food Sci. 2018;83(11):2699-709.

18. Journal EFSA. Scientific Opinion on the energy conversion factor of d-tagatose for labelling purposes. 2016;14 (11):4630.

19. Guerrero-Wyss M, Durán Agüero S, Angarita Dávila L. D-Tagatose Is a Promising Sweetener to Control Glycaemia: A New Functional Food. Biomed Res Int. 2018;2018:8718053.

20. Journal EFSA. Scientific Opinion on the substantiation of health claims related to the sugar replacers xylitol, sorbitol, mannitol, maltitol, lactitol, isomalt, erythritol, D-tagatose, isomaltulose, sucralose and polydextrose and maintenance of tooth mineralisation by decreasing tooth demineralisation (ID 463, 464, 563, 618, 647, 1182, 1591, 2907, 2921, 4300), and reduction of post-prandial glycaemic responses (ID 617, 619, 669, 1590, 1762, 2903, 2908, 2920) pursuant to Article 13(1) of Regulation (EC) N° 1924/2006. 2011;9 (4):2076.

21. Laerke HN, Jensen BB. D-tagatose has low small intestinal digestibility but high large intestinal fermentability in pigs. J Nutr. 1999;129(5):1002-9.

22. Bertelsen H. AHTM. Fermentation of D-Tagatose by human intestinal bacteria and dairy lactic acid bacteria. Microbial Ecology in Health and Disease. 2001;13:87-95.

23. World Health Organization. 2015. WHO calls on countries to reduce sugars intake among adults and children. Disponible en: https://www.who.int/news/item/04-03-2015-who-calls-on-countries-to-reduce-sugars-intake-among-adults-and-children

24. Reglamento (UE) N° 432/2012 de la Comisión Europea, de 16 de mayo de 2012, por el que se establece una lista de declaraciones autorizadas de propiedades saludables de los alimentos distintas de las relativas a la reducción del riesgo de enfermedad y al desarrollo y la salud de los niños. Diario Oficial de la Unión Europea, 136, (25 de mayo de 2012).

25. Ter Horst KW, Serlie MJ. Fructose Consumption, Lipogenesis, and Non-Alcoholic Fatty Liver Disease. Nutrients. 2017;9(9).

26. Muriel P, López-Sánchez P, Ramos-Tovar E. Fructose and the Liver. Int J Mol Sci. 2021;22(13).

27. Sangüesa G, Shaligram S, Akther F, Roglans N, Laguna JC, Rahimian R, et al. Type of supplemented simple sugar, not merely calorie intake, determines adverse effects on metabolism and aortic function in female rats. Am J Physiol Heart Circ Physiol. 2017;312(2):H289-H304.

28. Exploraciones Digestivas Funcionales. Intolerancia a la fructosa y sorbitol. Disponible en: https://funcionales.es/monografias/intolerancia-a-la-fructosa-y-sorbitol/

29. Kang GG, Trevaskis NL, Murphy AJ, Febbraio MA. Diet-induced gut dysbiosis and inflammation: Key drivers of obesity-driven NASH. iScience. 2023;26(1):105905.

30. Benardout M, Le Gresley A, ElShaer A, Wren SP. Fructose malabsorption: causes, diagnosis and treatment. Br J Nutr. 2022;127(4):481-9.

31. The New Zealand Institute for Plant and Food Research Limited and the Ministry of Health (New Zealand) on behalf of the Crown. Food composition data. Disponible en: https://www.foodcomposition.co.nz/

32. Ruiz-Ojeda FJ, Plaza-Díaz J, Sáez-Lara MJ, Gil A. Effects of Sweeteners on the Gut Microbiota: A Review of Experimental Studies and Clinical Trials. Adv Nutr. 2019;10(suppl_1):S31-S48.

33. García-Almeida J. M. CFGM, García Alemán J. Una visión global y actual de los edulcorantes. Aspectos de regulación. Nutrición hospitalaria. 2013;28 (Supl. 4):17-31.

34. Ghosh S, Sudha ML. A review on polyols: new frontiers for health-based bakery products. Int J Food Sci Nutr. 2012;63(3):372-9.

35. Rice T, Zannini E, K Arendt E, Coffey A. A review of polyols - biotechnological production, food applications, regulation, labeling and health effects. Crit Rev Food Sci Nutr. 2020;60(12):2034-51.

36. Cock P. Sugar alcohols. Encyclopedia of Chemical Technology2020. p. 1-39.

37. Yao CK, Tan HL, van Langenberg DR, Barrett JS, Rose R, Liels K, et al. Dietary sorbitol and mannitol: food content and distinct absorption patterns between healthy individuals and patients with irritable bowel syndrome. J Hum Nutr Diet. 2014;27 Suppl 2:263-75.

38. Samaniego-Vaesken ML, González-Fernández B, Partearroyo T, Urrialde R, Varela-Moreiras G. Updated Database and Trends of Declared Low- and No-Calorie Sweeteners From Foods and Beverages Marketed in Spain. Front Nutr. 2021;8:670422.

39. Cox TM. Chapter 36 - Hereditary Fructose Intolerance. Genetic Diseases of the Kidney2009. p. 617-41.

40. Gostner A, Schäffer V, Theis S, Menzel T, Lührs H, Melcher R, et al. Effects of isomalt consumption on gastrointestinal and metabolic parameters in healthy volunteers. Br J Nutr. 2005;94(4):575-81.

41. K.M. Kauko ES. A quantitative study of mannitol, sorbitol, xylitol and xylose in wild berries and commercial fruits. Journal of Food Science. 1980;45 (2):367-71.

42. Nguyen NU, Dumoulin G, Henriet MT, Berthelay S, Regnard J. Carbohydrate metabolism and urinary excretion of calcium and oxalate after ingestion of polyol sweeteners. J Clin Endocrinol Metab. 1993;77(2):388-92.

43. Rodgers A, Bungane N, Allie-Hamdulay S, Lewandowski S, Webber D. Calciuria, oxaluria and phosphaturia after ingestion of glucose, xylitol and sorbitol in two population groups with different stone-risk profiles. Urol Res. 2009;37(3):121-5.

44. Clínic Barcelona. Vivir con litiasis renal. Disponible en: https://www.clinicbarcelona.org/asistencia/enfermedades/litiasis-renal/vivir-con-la-enfermedad

45. Escuela de pacientes de la Consejería de Salud de la Rioja. Cálculos renales de oxalato. Disponible en: https://escuelapacientes.riojasalud.es/aula-pacientes/recomendaciones-nutricionales-en-diferentes-patologias/576-calculos-renales-de-oxalato

46. Servicio de Endocrinología y Nutrición. Hospital Clínico Universitario de Valladolid. Dieta controlada en oxalato. Disponible en: https://ienva.org/data/dietas/dietas-en-excesos-ionicos/recomendaciones-dieteticas-dieta-pobre-en-oxalatos.pdf

47. Piva A, Panciroli A, Meola E, Formigoni A. Lactitol enhances short-chain fatty acid and gas production by swine cecal microflora to a greater extent when fermenting low rather than high fiber diets. J Nutr. 1996;126(1):280-9.

48. Lu H, Chen L, Pan X, Yao Y, Zhang H, Zhu X, et al. Lactitol Supplementation Modulates Intestinal Microbiome in Liver Cirrhotic Patients. Front Med (Lausanne). 2021;8:762930.

49. Finney M, Smullen J, Foster HA, Brokx S, Storey DM. Effects of low doses of lactitol on faecal microflora, pH, short chain fatty acids and gastrointestinal symptomology. Eur J Nutr. 2007;46(6):307-14.

50. Li XQ, Zhang XM, Wu X, Lan Y, Xu L, Meng XC, et al. Beneficial effects of lactitol on the composition of gut microbiota in constipated patients. J Dig Dis. 2020;21(8):445-53.

51. Tatsuji Shindou YS, Toru Eguchi, Toru Euguchi, Kiyokazu Hagiwara & Tomio Ichikawa. Identification of erythritol by HPLC and GC-MS and quantitative measurement in pulps of various fruits. Journal of Agricultural and Food Chemistry. 1989;37 (6):1474-6.

52. Arrigoni E, Brouns F, Amadò R. Human gut microbiota does not ferment erythritol. Br J Nutr. 2005;94(5):643-6.

53. Mahalak KK, Firrman J, Tomasula PM, Nuñez A, Lee JJ, Bittinger K, et al. Impact of Steviol Glycosides and Erythritol on the Human and. J Agric Food Chem. 2020;68(46):13093-101.

54. Witkowski M, Nemet I, Alamri H, Wilcox J, Gupta N, Nimer N, et al. The artificial sweetener erythritol and cardiovascular event risk. Nat Med. 2023;29(3):710-8.

55. Knight I. The development and applications of sucralose, a new high-intensity sweetener. Can J Physiol Pharmacol. 1994;72(4):435-9.

56. Scientific Commitee on food of European commission. Opinion of the Scientific Committee on Food on sucralose. Disponible en: https://food.ec.europa.eu/system/files/2020-12/sci-com_scf_out68_en.pdf

57. Del Pozo S, Gómez-Martínez S, Díaz LE, Nova E, Urrialde R, Marcos A. Potential Effects of Sucralose and Saccharin on Gut Microbiota: A Review. Nutrients. 2022;14(8).

58. al. RB-Ue. Edulcorantes no calóricos en la mujer en edad reproductiva: documento de consenso. Nutrición Hospitalaria. 2020;37 (1) 211-22.

59. National Institute of Child Health and Human Development. Sucralose. Disponible en: https://www.ncbi.nlm.nih.gov/books/NBK501519/

60. Journal EFSA. Safety of the proposed extension of use of sucralose (E 955) in foods for special medical purposes in young children. 2016;14 (1):4361.

61. Sylvetsky AC, Bauman V, Blau JE, Garraffo HM, Walter PJ, Rother KI. Plasma concentrations of sucralose in children and adults. Toxicol Environ Chem. 2017;99(3):535-42.

62. Schiffman SS, Scholl EH, Furey TS, Nagle HT. Toxicological and pharmacokinetic properties of sucralose-6-acetate and its parent sucralose:. J Toxicol Environ Health B Crit Rev. 2023;26(6):307-41.

63. Agencia Española de Consumo, Seguridad Alimentaria y Nutrición. Situación del uso de las hojas de Stevia rebaudiana Bertoni como infusión en el marco del Reglamento (CE) Nº 258/1997 sobre nuevos alimentos y nuevos ingredientes alimentarios. Disponible en: https://www.aesan.gob.es/AECOSAN/docs/documentos/seguridad_alimentaria/interpretaciones/nutricionales/nota_stevia_

infusion.pdf?utm_source=sendinblue&utm_campaign=LA_STEVIA_EN_HOJA_YA_ES_LEGAL_EN_TODA_EUROPA_A_PESAR_DE_LAS_TRABAS_DE_LA_ADMINISTRACIN_ESPAOLA&utm_medium=email

64. Reglamento (UE) N° 1131/2011 de la Comisión, de 11 de noviembre de 2011, por el que se modifica el anexo II del Reglamento (CE) n° 1333/2008 del Parlamento Europeo y del Consejo en lo que respecta a los glucósidos de esteviol. Diario Oficial de la Unión Europea, 295, (12 de noviembre de 2011).

65. Journal EFSA. Safety evaluation of steviol glycoside preparations, including rebaudioside AM, obtained by enzymatic bioconversion of highly purified stevioside and/or rebaudioside A stevia leaf extracts. 2021;19 (8):6691.

66. Journal EFSA. Scientific Opinion on the safety of steviol glycosides for the proposed uses as a food additive. 2010. p. 1537.

67. Gardana C, Simonetti P, Canzi E, Zanchi R, Pietta P. Metabolism of stevioside and rebaudioside A from Stevia rebaudiana extracts by human microflora. J Agric Food Chem. 2003;51(22):6618-22.

68. Reglamento (UE) N° 231/2012 de la Comisión, de 9 de marzo de 2012, por el que se establecen especificaciones para los aditivos alimentarios que figuran en los anexos II y III del Reglamento (CE) n° 1333/2008 del Parlamento Europeo y del Consejo. Diario Oficial de la Unión Europea, 83, (22 de marzo de 2012).

69. Journal EFSA. Re-evaluation of thaumatin (E-957) as food additive. 2021. p. 6884.

70. Ministerio para la Transición Ecológica y el Reto Demográfico. Organismos modificados genéticamente (OMG). Disponible en: https://www.miteco.gob.es/gl/calidad-y-evaluacion-ambiental/temas/biotecnologia/organismos-modificados-geneticamente-omg-/notificaciones-y-autorizaciones/notificaciones_2021.html

71. Journal EFSA. Scientific Opinion on the re-evaluation of aspartame (E-951) as a food additive. 2013;11 (12):3496.

72. Food and Agriculture Organization of the United Nations. Chemical and Technical Assessment (CTA) of Advantame. Disponible en: https://www.fao.org/3/az643e/az643e.pdf

73. https://www.who.int/es/news-room/fact-sheets/detail/obesity-and-overweight OMdISOySDe.

74. World Health Organization. Use of non-sugar sweeteners: WHO guideline. Disponible en: https://www.who.int/publications/i/item/9789240073616

75. National Library of Medicine. Disponible en: https://pubmed.ncbi.nlm.nih.gov/?term=sweetener&timeline=expanded

76. Balestri F, Moschini R, Mura U, Cappiello M, Del Corso A. In Search of Differential Inhibitors of Aldose Reductase. Biomolecules. 2022;12(4).

77. Zhang R, Noronha JC, Khan TA, McGlynn N, Back S, Grant SM, et al. The Effect of Non-Nutritive Sweetened Beverages on Postprandial Glycemic and

Endocrine Responses: A Systematic Review and Network Meta-Analysis. Nutrients. 2023;15:1050.

78. Nichol AD, Holle MJ, An R. Glycemic impact of non-nutritive sweeteners: a systematic review and meta-analysis of randomized controlled trials. Eur J Clin Nutr. 2018;72(6):796-804.

79. Olalde-Mendoza L M-GY. Modification of fasting blood glucose in adults with diabetes mellitus type 2 after regular soda and diet soda intake in the State of Querétaro, Mexico. Archivos Latinoamericanos de Nutrición. 2013;63 (2):142-7.

80. Journal EFSA. Scientific Opinion on the safety of advantame for the proposed uses as a food additive. 2013;11 (7):3301.

81. Journal EFSA. Neotame as a sweetener and flavour enhancer. 2007;581:1-43.

82. Braunstein CR, Noronha JC, Khan TA, Mejia SB, Wolever TM, Josse RG, et al. Effect of fructose and its epimers on postprandial carbohydrate metabolism: A systematic review and meta-analysis. Clin Nutr. 2020;39(11):3308-18.

83. Espinosa I, Fogelfeld L. Tagatose: from a sweetener to a new diabetic medication? Expert Opin Investig Drugs. 2010;19(2):285-94.

84. Ensor M, Banfield AB, Smith RR, Williams J, Lodder RA. Safety and Efficacy of D-Tagatose in Glycemic Control in Subjects with Type 2 Diabetes. J Endocrinol Diabetes Obes. 2015;3(1).

85. Suez J, Cohen Y, Valdés-Mas R, Mor U, Dori-Bachash M, Federici S, et al. Personalized microbiome-driven effects of non-nutritive sweeteners on human glucose tolerance. Cell. 2022;185(18):3307-28.e19.

86. Giacaman RA, Campos P, Muñoz-Sandoval C, Castro RJ. Cariogenic potential of commercial sweeteners in an experimental biofilm caries model on enamel. Arch Oral Biol. 2013;58(9):1116-22.

87. Sidhu P, Shankargouda S, Rath A, Hesarghatta Ramamurthy P, Fernandes B, Kumar Singh A. Therapeutic benefits of liquorice in dentistry. J Ayurveda Integr Med. 2020;11(1):82-8.

88. Kinghorn A.D. KN, Baek N-I., Kennelly E.J. & Soejarto D.D. Noncariogenic intense natural sweeteners. Medicinal Research Reviews. 1998;18 (5):347-60.

89. Plaza-Diaz J, Pastor-Villaescusa B, Rueda-Robles A, Abadia-Molina F, Ruiz-Ojeda FJ. Plausible Biological Interactions of Low- and Non-Calorie Sweeteners with the Intestinal Microbiota: An Update of Recent Studies. Nutrients. 2020;12(4).

90. European Food Safety Authority. Declaraciones de propiedades saludables. Disponible en: https://www.efsa.europa.eu/es/topics/topic/health-claims

91. Agencia Española de Seguridad Alimentaria y Nutrición. Buscador de declaraciones nutricionales y saludables. Disponible en: https://www.aesan.gob.es/AECOSAN/web/seguridad_alimentaria/detalle/buscador_declaraciones.htm

92. Reglamento N° 1924/2006, del parlamento europeo y del consejo, de 20 de diciembre de 2006, relativo a las declaraciones nutricionales y de propiedades

saludables en los alimentos. Diario Oficial de la Unión Europea, 404, (30 de diciembre de 2006).

93. Rumessen JJ, Gudmand-Høyer E. Malabsorption of fructose-sorbitol mixtures. Interactions causing abdominal distress. Scand J Gastroenterol. 1987;22(4):431-6.

94. E. RJJG-H. Functional bowel disease: malabsorption and abdominal distress after ingestion of fructose, sorbitol, and fructose-sorbitol mixtures. Gastroenterology. 1988;95 (3):694-700.

95. Lenhart A, Chey WD. A Systematic Review of the Effects of Polyols on Gastrointestinal Health and Irritable Bowel Syndrome. Adv Nutr. 2017;8(4):587-96.

96. Grabitske HA, Slavin JL. Gastrointestinal effects of low-digestible carbohydrates. Crit Rev Food Sci Nutr. 2009;49(4):327-60.

97. Suez J, Korem T, Zeevi D, Zilberman-Schapira G, Thaiss CA, Maza O, et al. Artificial sweeteners induce glucose intolerance by altering the gut microbiota. Nature. 2014;514(7521):181-6.

98. Nettleton JE, Klancic T, Schick A, Choo AC, Shearer J, Borgland SL, et al. Low-Dose Stevia (Rebaudioside A) Consumption Perturbs Gut Microbiota and the Mesolimbic Dopamine Reward System. Nutrients. 2019;11(6).

99. Vamanu E, Pelinescu D, Gatea F, Sârbu I. Altered in Vitro Metabolomic Response of the Human Microbiota to Sweeteners. Genes (Basel). 2019;10(7).

100. Magnuson BA, Carakostas MC, Moore NH, Poulos SP, Renwick AG. Biological fate of low-calorie sweeteners. Nutr Rev. 2016;74(11):670-89.

101. Pfeffer M, Ziesenitz SC, Siebert G. Acesulfame K, cyclamate and saccharin inhibit the anaerobic fermentation of glucose by intestinal bacteria. Z Ernahrungswiss. 1985;24(4):231-5.

102. B.M C. Edulcorantes no calóricos en embarazo y lactancia. Revista Española de Salud Pública. 2020;93:1-12.

103. Pope E, Koren G, Bozzo P. Sugar substitutes during pregnancy. Can Fam Physician. 2014;60(11):1003-5.

104. Palatnik A, Moosreiner A, Olivier-Van Stichelen S. Consumption of non-nutritive sweeteners during pregnancy. Am J Obstet Gynecol. 2020;223(2):211-8.

105. Olivier-Van Stichelen S, Rother KI, Hanover JA. Maternal Exposure to Non-nutritive Sweeteners Impacts Progeny's Metabolism and Microbiome. Front Microbiol. 2019;10:1360.

106. Gil-Campos M, San José González MA, Díaz Martín JJ, Pediatría CdNdlAEd. [Use of sugars and sweeteners in children's diets. Recommendations of the Nutrition Committee of the Spanish Paediatric Association]. An Pediatr (Barc). 2015;83(5):353.e1-7.

107. Sylvetsky A, Rother KI, Brown R. Artificial sweetener use among children: epidemiology, recommendations, metabolic outcomes, and future directions. Pediatr Clin North Am. 2011;58(6):1467-80, xi.

108. Reglamento (CE) N° 178/2002 del Parlamento Europeo y del Consejo, de 28 de enero de 2002, por el que se establecen los principios y los requisitos generales de la legislación alimentaria, se crea la Autoridad Europea de Seguridad Alimentaria y se fijan procedimientos relativos a la seguridad alimentaria. Diario Oficial de las Comunidades Europeas, 31 (1 de febrero de 2002).

109. EFSA Panel on Food Additives and Flavourings (FAF). Scientific opinion, EFSA Panel on Food Additives and Flavourings (FAF). EFSA Journal. EFSA Journal. 2023;21:e8430.

110. Journal EFSA. Scientific Opinion on the safety and efficacy of glycyrrhizic acid ammoniated (chemical group 30, miscellaneous substances) when used as a flavouring for all animal species. 2015;13 (1):3971.

111. Reglamento de ejecución (UE) N° 2021/1974 de la Comisión, de 12 de noviembre de 2021, por el que se autoriza la comercialización de frutos desecados de Synsepalum dulcificum como nuevo alimento con arreglo al Reglamento (UE) 2015/2283 del Parlamento Europeo y del Consejo, y se modifica el Reglamento de Ejecución (UE) 2017/2470 de la Comisión. Diario Oficial de la Unión Europea, 402, (15 de noviembre de 2021).

112. Journal EFSA. Safety of use of Monk fruit extract as a food additive in different food categories. 2019;17 (12):5921.

113. Assadi-Porter FM, Aceti DJ, Markley JL. Sweetness determinant sites of brazzein, a small, heat-stable, sweet-tasting protein. Arch Biochem Biophys. 2000;376(2):259-65.

114. Hellekant G, Danilova V. Brazzein a small, sweet protein: discovery and physiological overview. Chem Senses. 2005;30 Suppl 1:i88-9.

115. Farag MA, Rezk MM, Hamdi Elashal M, El-Araby M, Khalifa SAM, El-Seedi HR. An updated multifaceted overview of sweet proteins and dipeptides as sugar substitutes; the chemistry, health benefits, gut interactions, and safety. Food Res Int. 2022;162(Pt A):111853.